U0888913

子宫体肿瘤百问百答

主　编　刘继红
副主编　曲芃芃　邓　婷　李　政

人民卫生出版社
·北　京·

版权所有，侵权必究！

图书在版编目（CIP）数据

子宫体肿瘤百问百答 / 刘继红主编. -- 北京 : 人民卫生出版社，2025. 6. -- ISBN 978-7-117-38050-8

Ⅰ. R737.33-44

中国国家版本馆 CIP 数据核字第 20257P8B18 号

人卫智网	**www.ipmph.com**	**医学教育、学术、考试、健康，购书智慧智能综合服务平台**
人卫官网	**www.pmph.com**	**人卫官方资讯发布平台**

子宫体肿瘤百问百答

Zigongti Zhongliu Baiwen Baida

主　　编： 刘继红
出版发行： 人民卫生出版社（中继线 010-59780011）
地　　址： 北京市朝阳区潘家园南里 19 号
邮　　编： 100021
E - mail： pmph @ pmph.com
购书热线： 010-59787592　010-59787584　010-65264830
印　　刷： 北京顶佳世纪印刷有限公司
经　　销： 新华书店
开　　本： 889 × 1194　1/32　　**印张：** 5
字　　数： 104 千字
版　　次： 2025 年 6 月第 1 版
印　　次： 2025 年 9 月第 1 次印刷
标准书号： ISBN 978-7-117-38050-8
定　　价： 49.00 元
打击盗版举报电话：010-59787491　E-mail：WQ @ pmph.com
质量问题联系电话：010-59787234　E-mail：zhiliang @ pmph.com
数字融合服务电话：4001118166　E-mail：zengzhi @ pmph.com

编者名单

（按姓氏笔画排序）

邓　婷　中山大学肿瘤防治中心
曲芃芃　天津市中心妇产科医院
伍小柳　云南省肿瘤医院
刘　鹏　天津市中心妇产科医院
刘继红　中山大学肿瘤防治中心
李　政　云南省肿瘤医院
鹿　欣　复旦大学附属妇产科医院
梁斯晨　北京大学人民医院
蔡光瑶　中山大学肿瘤防治中心
薛　誉　复旦大学附属妇产科医院

主编简介

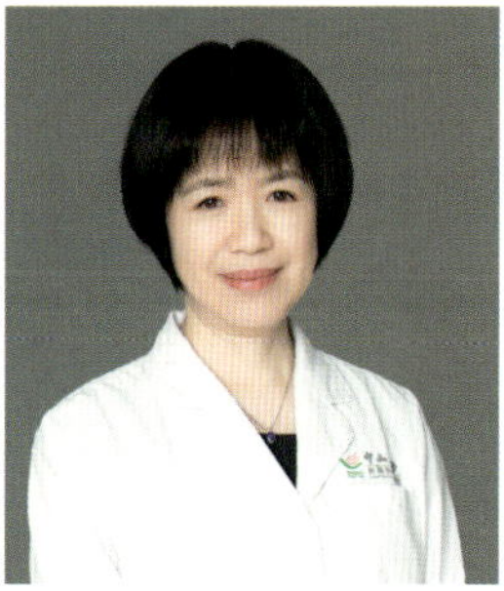

刘继红 教授

1984年毕业于中山医科大学，后在澳大利亚悉尼大学获博士学位。1984年就职于中山大学附属肿瘤医院，历任该院妇科主任、副院长、临床研究中心主任。现任中山大学肿瘤防治中心宫颈癌首席专家、博士研究生导师、主诊教授，并担任中国抗癌协会子宫体肿瘤专业委员会主任委员、广东省医学会妇科肿瘤学分会主任委员、广东省抗癌协会妇科肿瘤专业委员会主任委员等。执笔多部妇科肿瘤诊疗指南，打造妇科肿瘤手术的“岭南标准”，是国内妇科肿瘤临床研究的先行者，领衔开展多项解决临床问题的研究，为优化妇科肿瘤临床治疗提供了依据，也使中国的妇科肿瘤研究走向了世界。

从医40多年来兢兢业业，凭着对生命的敬畏、对医术的精益求精、对公益的坚持，诠释和传承着坚韧不拔的医者精神，是全国妇科肿瘤领域的领军人物之一。荣获“国之名医”“岭南名医”“羊城好医生”“南粤巾帼好医师”等称号。

前 言

本书为《卵巢癌百问百答》姊妹篇。《卵巢癌百问百答》在出版之后，我们收到了许多读者的反馈，大家通过阅读此书，不仅对卵巢癌的防治有了更清晰的认识，也对女性生殖系统其他的肿瘤——尤其是子宫体肿瘤相关知识的学习提出了需求。因此，我们编纂了这本《子宫体肿瘤百问百答》，为大家科普子宫体肿瘤的相关医学知识。

子宫体肿瘤虽然与卵巢癌同属妇科肿瘤，但其发病机制、临床表现和诊治方法却有着很大的不同。子宫体肿瘤包括女性肿瘤中最为常见的良性肿瘤——子宫肌瘤，和发病率已位列全球女性癌症发病率第四位的子宫内膜癌，还包括两种虽然少见，但恶性程度很高、治疗效果截然不同的肿瘤——子宫肉瘤和妊娠滋养细胞肿瘤，这些肿瘤严重危害着女性的身心健康。为此，我们集合了国内多名中青年妇科肿瘤专家，为公众带来这本图文并茂、严谨权威的科普著作，以期为读者在纷繁复杂、真假难辨的网络信息之外，提供一本系统全面、科学专业的子宫体肿瘤科普著作，希望公众能从中了解正确的相关知识，缓解对疾病的恐惧与焦虑，更加从容地与医务人员一起努力做好子宫体肿瘤的防、筛、诊、治、康。

本书共五篇，先介绍子宫体的结构和功能，然后逐一介绍子宫肌瘤、子宫肉瘤、子宫内膜癌和妊娠滋养细胞疾病。通过问答的方式，用通俗易懂的文字和生动活泼的图片对一百多个读者最关心的问题进行解答。就像医生与患者在进行面对面的交流，让大家在轻松愉快的氛围下了解关于子宫体肿瘤的方方面面。

如果说《卵巢癌百问百答》帮助大家对卵巢癌这一女性“沉默的杀手”提高警惕，那么本书则希望唤醒女性朋友们对“有声信号”的重视——异常的阴道出血、莫名的腹胀……这可能是子宫在发出求救信号。我们相信，知识是最好的武器。希望每位读者都能成为自己健康的第一责任人，科学面对疾病，从容拥抱生活。愿本书陪伴您走向更健康的未来！

本书出版之际，恳切希望广大读者在阅读过程中不吝赐教，欢迎发送邮件至邮箱renweifuer@pmph.com，或扫描下方二维码，关注“人卫妇产科学”，对我们的工作予以批评指正，以期再版修订时进一步完善，更好地为大家服务。

刘继红

2025年9月

目 录

第一篇 生命的摇篮 —— 子宫探秘

第二篇 子宫肌瘤

第四篇 子宫内膜癌

第五篇 妊娠滋养细胞疾病

第一篇

生命的摇篮——子宫探秘

01

一、认识子宫

子宫，是孕育生命的摇篮。从青春期开始，由于卵巢分泌的性激素的影响，子宫内膜会出现周期性变化和脱落，形成女性月经。到了更年期，性激素水平降到很低的水平，子宫内膜不再有周期性的生长和脱落，女性出现绝经。

随着女性的生长发育和年龄增长，子宫的形态、大小也会发生变化。通常生育年龄女性子宫的大小约为长7~8cm，宽4~5cm，厚2~3cm，就像一个前后稍扁的、倒过来的梨形，重约50~70g。

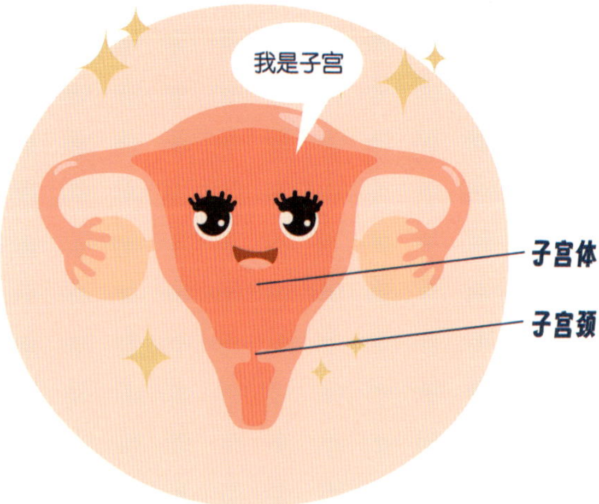

图 1-1　子宫的形状

子宫主要分为两部分：上面像倒三角形的部分是子宫体，下面像圆柱形的部分是子宫颈。

本书主要讨论发生在子宫体部位的肿瘤，并不涉及发生在子宫颈的肿瘤（将在另一部宫颈肿瘤的科普书中专门讲解）。接下来，让我们先了解一下子宫的解剖结构和生理功能。

1. 子宫长在身体的什么部位？

子宫在女性盆腔的正中，前面的邻居是膀胱，后面背靠直肠，左右两边连接着输卵管和卵巢，下方连接阴道。

子宫与输卵管、卵巢和阴道共同组成女性的内生殖器官。

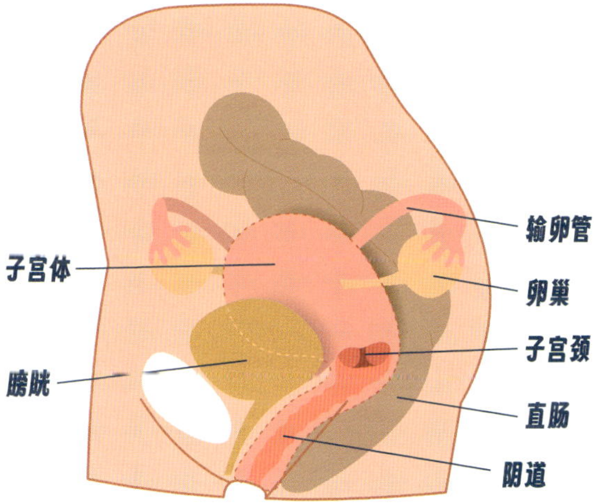

图 1-2　子宫在盆腔里的位置和“邻居”

由于子宫颈通过阴道和身体外面相通，做妇科检查时，医生用阴道窥器就能看到子宫颈的表面情况是否正常。

而连在宫颈上方的子宫体位于盆腔深处，医生不能直接看到，但可以通过用手指伸入阴道和/或肛门进行妇科检查，感知子宫的大小和形状。

当怀孕或子宫里出现肿瘤导致子宫变大时，有可能在腹部就能触摸到增大的子宫。然而，大多数情况下子宫病变并不会导致子宫外形和大小的明显改变，因此，一般不能单纯靠医生的体查来诊断子宫的病变。

2. 子宫的结构是怎样的?

子宫体是一个有腔壁厚的肌性器官，就像一座墙很厚的房子，中间是空的，而墙的主体材质是“肌肉”。

它上宽下窄，宫腔容量约5ml（就像一小勺那么多），从外到内分为3层：

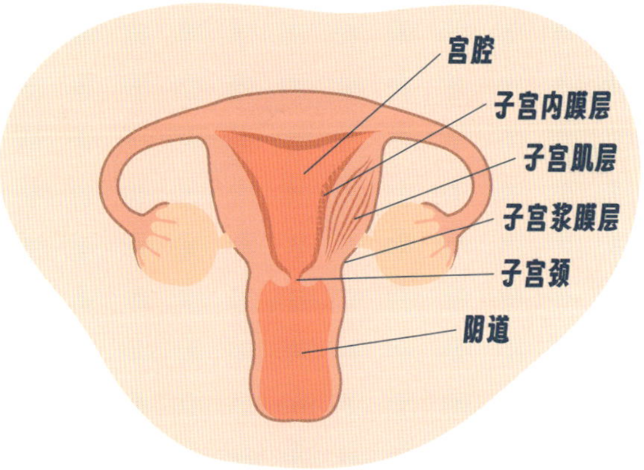

图1-3 子宫的结构

- 最外层为子宫浆膜层：是人体腹膜的一部分。
- 中间为子宫肌层：在非孕期厚约0.8cm，里面有大量平滑肌组织和纤维结缔组织。生孩子的时候，这些平滑肌收缩，就能把胎儿和胎盘排出，然后肌肉收缩还能压迫子宫血管，有效减少产后出血。

- 最内层为子宫内膜层：受卵巢性激素的影响发生周期性变化和脱落，形成月经。月经干净之后，子宫内膜又在性激素的作用下重新生长，周而复始。

在子宫体的不同部位，由于其组织结构和功能的不同，可以发生不同类型的子宫体肿瘤，包括子宫肌瘤、子宫肉瘤、子宫内膜癌和妊娠滋养细胞疾病等。将在后续章节依次阐述。

3. 子宫的位置是如何固定保持的？

当膀胱里没有尿液时，成年人的子宫一般是向前倾斜并略弯曲的状态，它需要依靠周围韧带和盆底肌肉的帮助，才能稳稳待在正常位置。一旦这些结构被破坏或功能出现问题，子宫就可能会往下掉入阴道，也就是我们常说的“子宫脱垂”。

子宫周围有4对韧带，各有分工：

- 阔韧带：像子宫两边长出的一对翅膀，由前后两片组织融合而成，包绕着子宫前后壁，然后向盆壁展开，使子宫居中。

- 圆韧带：像两根吊索，长在子宫两侧宫角的前壁，分别伸向两侧盆壁，维持子宫呈前倾位置。

- 主韧带：在子宫颈两侧向盆壁延伸，是防止子宫脱垂的主要力量。

- 骶韧带：在子宫体和子宫颈交界处后壁的侧方，通过向后向上牵拉着子宫颈，维持子宫的前倾位置。

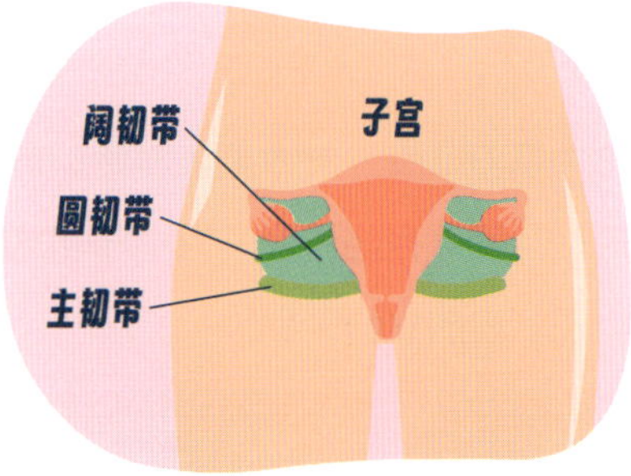

图 1-4　子宫的韧带

二、子宫的功能

4. 子宫除了孕育胎儿还有其他功能吗？

是的，子宫除了孕育胎儿外，还有以下重要功能：

• 形成月经：如前所述，子宫内膜会受卵巢性激素的影响而周期性地增厚，为迎接受精卵作准备，如果没有受精卵来“安家”，内膜就会脱落，形成月经。

• 分泌激素：子宫在妊娠过程中会分泌一些激素（如孕激素），帮助维持妊娠；子宫内膜也可以分泌一些生长因子，支持胚胎的生长和发育。此外，子宫内膜的部分细胞还可以分泌前列腺素、内皮素、催乳素等，维持内分泌平衡。

• 免疫功能：子宫体内存在一系列免疫细胞，它们能够保护胚胎免受感染，以维持妊娠的安全。此外，子宫内膜还会分泌巨噬细胞刺激因子、白细胞介素、干扰素和其他功能蛋白，参与全身的免疫过程。

• 保护卵巢：卵巢位于子宫体左右两侧，并由子宫提供小部分血液供应。如果失去了子宫，卵巢血液供应会相应减少，可能会在一定程度上影响卵巢的内分泌功能，有可能出现卵巢功能提前衰退。但这种影响通常不明显。

综上所述，子宫在女性生殖系统中扮演着多重角色，除了孕育胎儿外，还参与月经周期、激素调节和免疫反应等多项功能。

5. 子宫切除后就不是女人了吗?

维持女性第二性征的主要激素是雌激素，雌激素主要是由卵巢分泌的。因此，即便是由于子宫疾病不得不切除子宫，在绝经前只要保留了卵巢（有些子宫肿瘤是不建议保留卵巢的，详见后文），仍然可以保证身体的雌孕激素分泌。当然，子宫切除后会导致女性失去生育能力，也没有了月经来潮，但这也并不意味着一个女性就不再是女人。

首先，之前已经提到，维持女性特征的性激素主要是由卵巢分泌的。

其次，绝大多数需要切除子宫的情况都发生在成年后，而成年女性已经发育成熟，即使切除了子宫，其女性特征也不会受到影响。

再次，女性的身份认定不仅仅取决于生理特征，还包括心理、情感和社会认同等多个方面。接受了子宫切除手术的妇女，仍然能够保持完整的女性身份，并且可以有正常的性生活。

所以，在子宫疾病治疗中，需要切除子宫的女性朋友们不必有这样的顾虑。

三、长在子宫上的肿瘤

6. 子宫会长哪些良性肿瘤？

子宫发生的良性肿瘤种类不多，但很常见，主要就是子宫肌瘤（见第二篇），此外，还有子宫腺肌瘤等。

7. 子宫会发生哪些恶性肿瘤？

发生于子宫的恶性肿瘤包括子宫内膜癌、子宫肉瘤和妊娠滋养细胞肿瘤等，其中以子宫内膜癌最为常见，在本书的第四篇会做详细地介绍。

8. 子宫的良恶性肿瘤有什么区别？

发生在子宫的良性肿瘤和恶性肿瘤的区别，与发生在其他器官的良恶性肿瘤的区别基本一致，良性肿瘤通常无明显症状，发展慢，化验血一般也没有异常指标，即使长得很大，一般也不会危及生命。

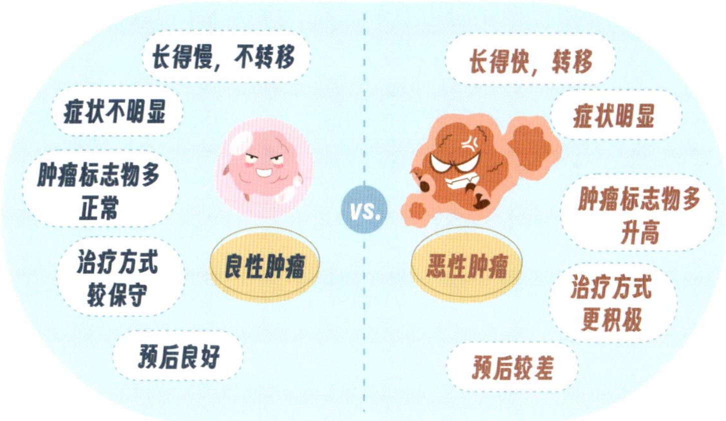
长得慢，不转移
症状不明显
肿瘤标志物多正常
治疗方式较保守
预后良好
良性肿瘤
VS.
长得快，转移
症状明显
肿瘤标志物多升高
治疗方式更积极
预后较差
恶性肿瘤

图 1-5　良恶性肿瘤对比

四、子宫手术的有关问题

9. 在手术前要做好哪些准备？

子宫肿瘤的手术通常不是急诊手术，可根据病情、身体状况选择合适的手术时机，并做好充分的准备工作。

首先，麻醉医生会充分评估手术耐受性及安全性，包括心功能、肺功能、肝肾功能等的评估，以排除手术麻醉相关的禁忌证。

其次，子宫切除手术需避开月经期进行，因为女性月经期盆腔呈充血状态，进行手术操作容易增加出血及感染的风险。

还有，合并外阴和阴道炎症（如外阴阴道假丝酵母菌病、滴虫性阴道炎、细菌性阴道病）时，也不适合马上进行子宫切除手术，应先抗感染治疗。

手术前医生会和患者及家属详细地沟通病情和治疗方案，任何与疾病和治疗有关的问题都可以与医生沟通讨论，有的时候还需要患者本人对治疗方案做出选择。同时，患者和家属也要做好手术前的准备工作，包括生活上的准备和心理上的准备：

- 生活准备：准备好住院期间需要的生活必需品，手术前进行个人清洁卫生，手术前要将患者随身的金属物品及贵重物品取下妥善保管等。

- 心理准备：手术前后家人的陪伴和医患的沟通交流，能帮助患者了解病情，帮助患者缓解紧张情绪。对于合并有心理疾患的病人，术前必要时要请心理医生进行治疗。

10. 在手术期间需要特殊饮食吗？

手术前后科学地补充营养可以加速患者康复。

对于手术前就存在营养不良风险的患者，可请营养师进行专业的营养指导。

子宫切除手术前通常都需要禁食禁饮（通常术前需要禁食8小时，禁水4~6小时），其目的是避免麻醉插管和苏醒过程中误吸食物和水，引起气道阻塞或肺部感染。

在手术后则需根据病人的具体情况（如手术切除范围）逐步恢复饮食：

- 术后每次进食量应稍少于正常进食量，但可增加每日进餐次数。

- 先摄入流质饮食（如藕粉、米汁等），如果可以适应，再过渡到半流质饮食（如软面条、粥类等），最后逐渐恢复到正常的普通饮食。

手术后患者对蛋白质的消耗增加，当普通的饮食无法满足每日的营养摄入需求时，可在医生的指导下按照患者每日消耗的能量给予适当的营养液进行补充。

11. 手术后可以上班吗？可以从事哪些活动？

一些患者在切除子宫以后会陷入一时的低落情绪，这属于手术后正常的心理应激现象。鼓励患者在接受子宫手术康复后积极地投入轻体力的工作中。

如果患者手术时尚未绝经，因病情需要在手术时一并切除了卵巢，女性激素水平的快速下降会引起术后患者情绪波动。此外，如果术后确诊为子宫恶性肿瘤，患者难免会对疾病的复发产生恐慌和焦虑。

因此，在子宫切除术后，患者可以在家属和医生的陪伴下，在住院期间积极配合医生的指导进行快速康复训练，包括饮食调理和适当的体力活动，出院后可以在家人的陪伴下逐步开始进行以下三类运动，包括：

（1）有氧运动，如散步、上下楼梯、快走、慢跑、广场舞、太极拳和游泳等。

（2）抗阻运动，包括坐位与站立转换、关节的外展内收、膝关节的屈伸运动等。

（3）柔韧性练习，包括瑜伽和体操等。

建议锻炼的频率开始时每周2~3次，每次不超过30分钟，并根据自身情况循序渐进地增加运动时间，量力而行，逐渐回归正常的工作和生活。

12. 子宫切除后人会变老吗？

月经消失和无法生育是子宫切除引起的直接结果，但女性衰老的过程主要由卵巢分泌的性激素控制，只要卵巢健康并能正常分泌激素，即使切除了子宫也不会加速衰老。

如果是子宫恶性肿瘤，手术时通常需要同时切除卵巢，或术后需要辅助放、化疗，那么卵巢的功能就会受到影响，女性激素的水平就会下降，继而出现诸如失眠、潮热、情绪不稳定、骨质疏松和心血管疾病等一系列问题，就是我们俗称的“更年期”表现。

生理情况下，“更年期”表现可以通过口服激素替代治疗进行预防，或得到一定程度的缓解。但由于一些子宫恶性肿瘤的发生发展与雌激素水平密切相关，因此，手术后能否口服激素替代治疗来缓解更年期症状，需要咨询专业的医生。

第二篇

子 宫 肌 瘤

02

一、子宫肌瘤概述

1. 什么是子宫肌瘤?

子宫肌瘤是女性生殖系统最常见的良性肿瘤。就像是均匀的子宫肌壁里长出了“小肉球”。所谓“良性”，就是这种肿瘤“安分守己”在原地膨胀长大，不会张牙舞爪地侵入周围组织，也不会“乱跑”转移到其他部位，大多数情况下不会威胁生命。

子宫肌瘤的形成，可以想象成子宫肌层的细胞们（平滑肌细胞、成纤维细胞）过度生长，形成了一个个质地均匀、形状圆润的肿块。

子宫肌瘤通常表现得很温和，且生长缓慢，多数女性患了子宫肌瘤并没有自觉症状，仅在体检时偶然发现。

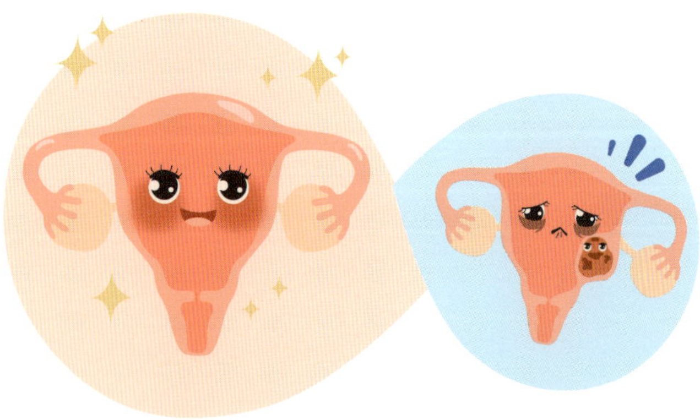

图 2-1　正常子宫 *vs.* 子宫肌瘤

2. 子宫肌瘤发病率是多少？

子宫肌瘤的发病率与年龄密切相关，呈现出“中间高，两边低”的发病年龄分布。

子宫肌瘤在生育年龄的女性中比较多见，30~50岁的女性大约有1/3患有子宫肌瘤，其中更年期女性患子宫肌瘤的比例更高，可以达到甚至超过2/3。而20岁以下女性很少患子宫肌瘤。绝经后子宫肌瘤通常会逐渐萎缩或消退，很少新发。

3. 子宫肌瘤有哪些类型？

子宫肌瘤可以生长在子宫肌层的各个位置，通常根据肌瘤在子宫的位置来进行分类。如果把子宫比作一个孕育生命的小房子，子宫肌壁就是房子的墙壁，子宫腔就像是房间。根据肌瘤与小房子墙壁的关系，分为三种类型。

（1）肌壁间肌瘤：肌瘤嵌在小房子的墙壁内，随着肌瘤的

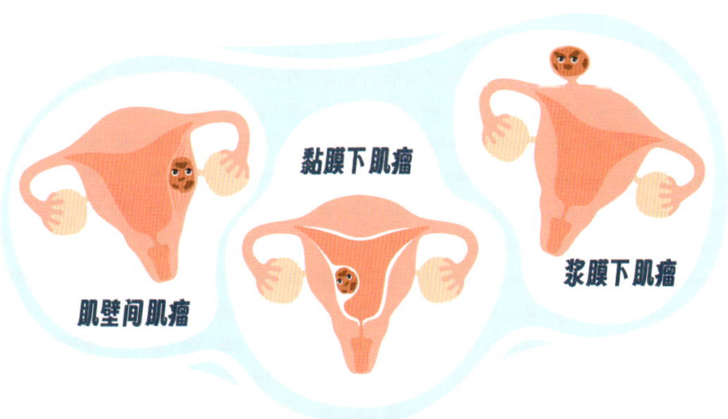

图 2-2　子宫肌瘤的分类

生长，子宫也会随之增大，可能会压迫周围器官，如膀胱、直肠等。

（2）黏膜下肌瘤：肌瘤从墙壁向内挤入房间里面，这类肌瘤会撑大“墙皮”（子宫内膜）的面积，房子内部结构也会因为肌瘤产生改变，即发生宫腔变形。

（3）浆膜下肌瘤：肌瘤从墙壁向外探出，如果肌瘤的根部（与子宫体连接的肌瘤蒂）太细，可出现扭转；肌瘤增大也同样会挤压周围的膀胱、直肠等。

二、子宫肌瘤的病因

4. 子宫肌瘤是如何发生的？

目前并不清楚子宫肌瘤确切的发病原因，它的发生发展可能是多种因素共同作用的结果。不过，我们已知一些因素可能增加发生子宫肌瘤的风险，包括：年龄（30~50岁）、种族（非裔女性）、遗传因素（家族史）、生育因素（未生育或晚育）、激素水平（雌激素水平高）、生活方式及饮食因素等。

5. 子宫肌瘤的发生与情绪有关吗？

生活中如果经常出现情绪紧张、焦虑或者激动、易怒及长期慢性压力，可能导致内分泌紊乱，激素水平失调。如果雌激素水平持续升高，出现子宫肌瘤的可能性就会增加。

6. 子宫肌瘤的发生与激素有关吗？

尽管在传统的认知中，子宫肌瘤的生长受到激素（尤其是雌激素）的影响，但是这些内源性（身体本身产生的）激素并不一定会引起子宫肌瘤的发生。但是，子宫肌瘤患者在使用外源性激素（激素相关药物）时，需要咨询专业医生，权衡用药带来的益处和风险。如：

（1）口服避孕药：标准剂量或小剂量的口服避孕药（炔雌醇≤35微克/天）一般不会引起肌瘤生长，所以子宫肌瘤并不是使用口服避孕药的禁忌。然而，有研究发现，过早开始使用口服避孕药（13~16岁）可能会增加患子宫肌瘤的风险。而含孕激素的长效避孕药（如长效甲羟孕酮）可能有预防肌瘤的作用。

（2）激素替代（补充）治疗：绝经后妇女使用性激素替代治疗在一定程度上与肌瘤的生长有关，但通常不引起症状。子宫肌瘤也不是绝经后激素替代治疗的禁忌证。

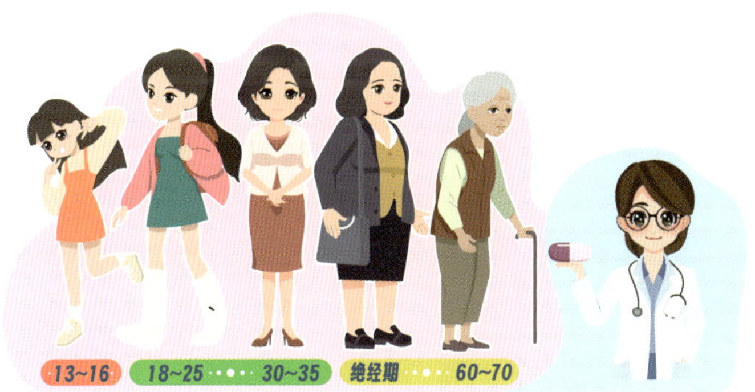

图2-3　年龄与激素水平

（3）其他：环境中的邻苯二甲酸盐（如生活日用品中）、多氯联苯（如废物中）等可能会造成身体内分泌紊乱，增加患子宫肌瘤的风险。出生前母亲使用己烯雌酚也会增加患子宫肌瘤的风险。

7. 子宫肌瘤的发生与饮食有关吗？

传统认知以为摄入雌激素含量高的食物会增加患子宫肌瘤的风险，但并无相关研究证实这一观点的正确性，因此不能说子宫肌瘤的发生与饮食有关。日常生活中保持健康生活习惯，避免烟酒及刺激性饮食摄入，有助于多种肿瘤的预防。

8. 子宫肌瘤的发生与生育有关吗？

有一定的关系。流行病学研究发现，生育次数≥4次的女性，其肌瘤风险显著低于未生育或生育次数少的女性。而未生育或晚育的妇女，发生子宫肌瘤的概率增高。

（1）生育次数较多可降低子宫肌瘤风险，多次怀孕（尤其是能足月分娩的话）可显著降低子宫肌瘤风险。主要原因包括：

- 雌激素暴露时间缩短：每次怀孕分娩（约10个月）后加哺乳期（约6个月），卵巢较长时间处于低雌激素状态，减少了雌激素对子宫的持续刺激，而雌激素是肌瘤生长的关键因素。

- 孕激素的保护作用：怀孕期间孕激素水平升高，可能抑制肌瘤生长。

（2）未生育和晚生育是明确的肌瘤发生危险因素，未生育或首次生育年龄>30岁的女性，患肌瘤风险高于早育者，风险增加30%~60%。原因包括：

- 激素累积效应：晚育意味着育龄期雌激素暴露时间更长，且30岁后卵巢功能波动，可能加剧激素失衡。
- 生育延迟与肌瘤高发期重叠：子宫肌瘤高发年龄为30~50岁，晚育可能与此阶段激素的高水平叠加，促进肌瘤发展。

9. 子宫肌瘤会遗传吗？

绝大部分子宫肌瘤不会遗传。只有一种例外，医学上叫做“遗传性平滑肌瘤病合并肾细胞癌综合征”，简称为“HLRCC综合征”。

HLRCC综合征是一种非常罕见的常染色体显性遗传病，致病基因为FH基因（延胡索酸水合酶基因）突变，患者及其子

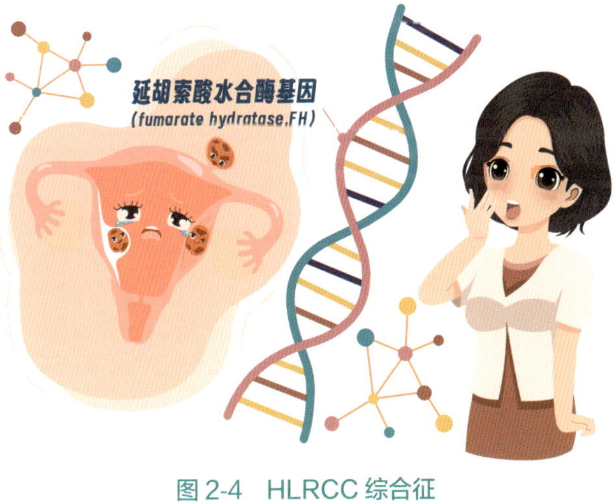

图2-4　HLRCC综合征

代可发生皮肤和子宫的平滑肌瘤，以及肾癌。HLRCC女性患者发生子宫肉瘤的风险也可能升高。

三、子宫肌瘤的特点和诊断

10. 子宫肌瘤可引起哪些常见症状?

大多数的子宫肌瘤较小，且没有症状，仅在体检时通过超声检查或CT检查偶然发现。是否有症状与肌瘤的数量、大小和位置密切相关。主要症状包括：

（1）月经过多或经期延长：多见于黏膜下肌瘤，或肌壁间肌瘤突向子宫内膜者，严重者可能出现阴道大出血，和伴有贫血相关症状。

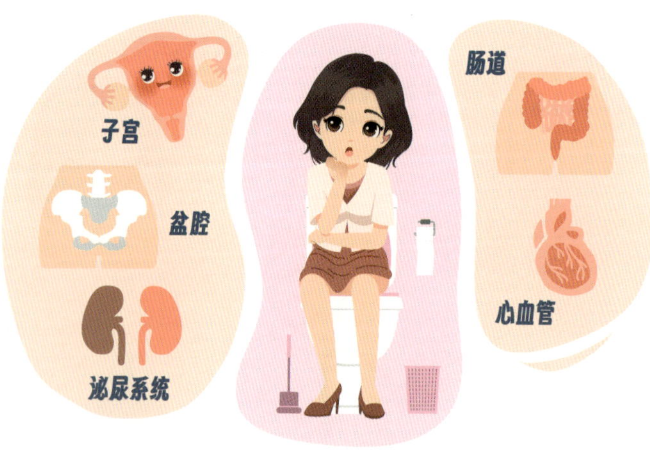

图2-5　子宫肌瘤的症状

（2）腹盆疼痛：患者可能因浆膜下带蒂肌瘤扭转出现急性腹痛，也可能因为肌瘤变性出现腹痛。

（3）压迫症状：巨大肌瘤或增大的子宫压迫周围脏器，患者可能产生腰痛症状；如果肌瘤压迫泌尿系统，可能会出现尿频、尿急；如果肌瘤压迫肠道，可能会引起排便困难。

（4）生殖功能障碍：肌瘤可使宫腔变形，导致受孕困难或增加自然流产风险。

11. 做哪些检查能发现子宫肌瘤？

对子宫肌瘤最常用的检查方法是超声检查，它能区分子宫肌瘤与其他盆腔肿块。如果再加上超声造影术，甚至还能准确识别出部分子宫肌瘤的类别。

核磁（MRI）检查能发现直径只有0.3cm的小肌瘤，能准确判断肌瘤的大小、数量和位置，比超声检查更准确。但费用较高，检查用时长。如果有宫内节育器时会影响MR的成像。

CT检查图像用于识别子宫肌瘤并不精准，一般不用于子宫肌瘤的常规检查，但如果怀疑有恶性肿瘤时，可用于寻找可疑的转移线索（如有无淋巴结肿大、有无其他器官的转移等）。

12. 子宫肌瘤需要与哪些疾病鉴别？

子宫肌瘤需要与其他引起子宫增大、异常子宫出血的情况相鉴别：

（1）妊娠子宫：妊娠女性通常有停经史及早孕反应，子宫随怀孕时间增大，可借助血的HCG测定和B超检查鉴别。

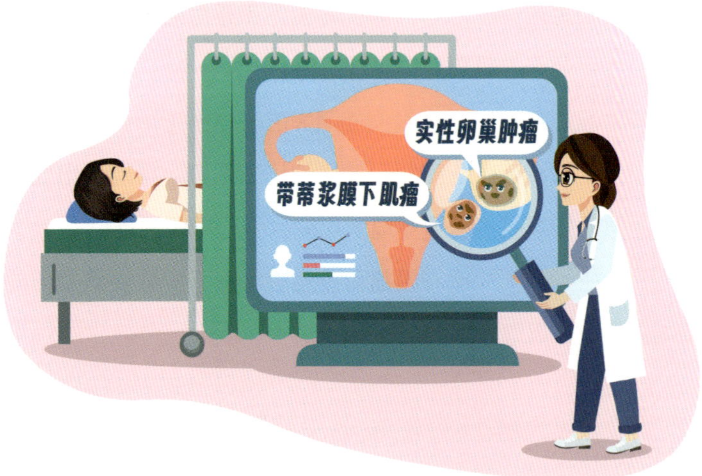

图 2-6　子宫肌瘤 *vs.* 卵巢肿瘤

（2）卵巢肿瘤：一般没有月经改变，肿块多位于子宫一侧。实性卵巢肿瘤与带蒂浆膜下肌瘤有时不易鉴别。可通过影像学检查协助诊断，必要时行腹腔镜检查可帮助诊断。

（3）子宫腺肌瘤/腺肌病：继发性痛经明显，子宫多呈均匀性增大，影像学检查及外周血CA125检测有助于诊断。子宫腺肌病与子宫肌瘤有时可以同时存在。

四、子宫肌瘤的变性

13. 什么是子宫肌瘤变性？

当子宫肌瘤周围的血管不能给它提供足够的血液和营养

时，肌瘤可能会发生一些变化，并失去其原有的典型结构。就像一个人如果总是营养不良，身体就会慢慢出现“老化”。

常见的肌瘤良性变性有：玻璃样变、囊性变、红色变性、钙化等，恶性变性主要是肉瘤变。

14. 子宫肌瘤变性后会有什么症状？

良性的肌瘤变性大部分没有症状，也没有特殊的临床意义。

特殊的红色变性，多见于妊娠期或产褥期，因肌瘤包膜和肌瘤内有血栓形成，可能会出现发热、腹痛等急性症状。钙化多见于绝经后，由于激素水平降低，肌瘤变小变硬。

恶性的肉瘤变发生率很低，仅约0.4%~0.8%。如果绝经后妇女的肌瘤在短期内迅速增大，或伴有不规律腹痛或阴道流

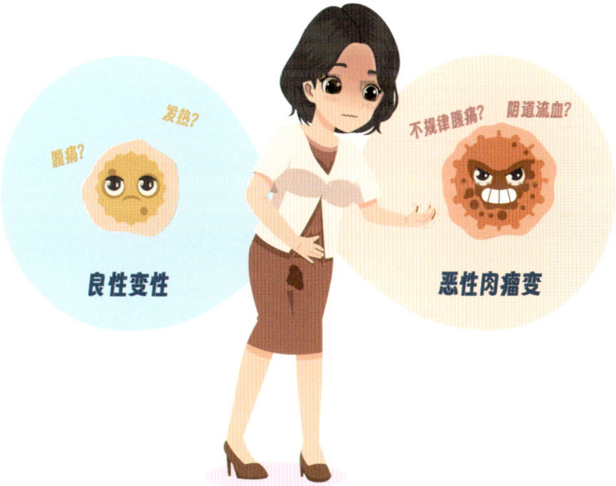

图 2-7　良性变性 *vs.* 恶性肉瘤变

血，要警惕恶性变的可能。因其症状不典型，容易被忽视。

15. 子宫肌瘤变性后一定要手术吗？

子宫肌瘤的良性变性，如患者无特殊不适，可以随访观察。如肌瘤变性引起急性腹痛、压迫症状等，可进行肌瘤切除手术。如可疑恶变，建议根据病情及个体生育要求，酌情接受子宫切除手术，通常手术后才能进行全面的病理检查和确诊。

五、子宫肌瘤的治疗方法

16. 子宫肌瘤可以不治疗吗？

如果存在以下情况，经咨询医师后可以暂不治疗，但仍应每6~12个月复查：①无任何症状；②肌瘤较小、短期内有妊娠计划；③动态监测的影像学提示病灶大小稳定；④围绝经期或绝经后肌瘤没有在短期内增大。

17. 子宫肌瘤的治疗方法是什么？如何选择？

医生会根据患者的症状、年龄、生育要求以及肌瘤的类型、部位、大小、数目进行综合考虑，制定适合的治疗方案。

（1）观察等待：无症状子宫肌瘤一般不需治疗，特别是已近绝经期的妇女，因为绝经后肌瘤可能萎缩。可每半年至一年复查一次。如果出现症状则需进一步检查，必要时治疗。

（2）药物治疗：用于症状较轻、接近绝经年龄、全身情况不适合手术的患者。具体药物见后述。

（3）手术治疗：适用于症状明显者，如月经过多导致继发贫血；或药物治疗无效，出现急慢性腹痛、有膀胱或直肠压迫症状者；或患者不孕或反复流产，子宫肌瘤通常是不孕不育的原因。

18. 子宫肌瘤的药物疗法有哪些？

药物治疗子宫肌瘤的主要目的为控制症状，用于症状较轻及接近绝经年龄者，或术前用药改善贫血状态；手术或妊娠前用药以缩小瘤体等。

（1）第一类药物，可缓解症状，但不缩小瘤体：

• 非甾体激素类药物：如非甾体抗炎药能有效缓解痛经，止血药（氨甲环酸等）治疗月经量过多。但这类药可能引起胃肠道副作用。有血栓发生风险的患者应谨慎使用止血药物。

• 甾体激素类药物：如口服复方短效避孕药，左炔诺孕酮宫内缓释系统（LNG-IUS）等。LNG-IUS是一种含有孕激素药物的节育环，每日微量释放孕激素，兼具物理避孕和激素调节作用，也可以治疗肌瘤导致的月经过多。但对子宫体积过大（体积>孕8周、宫腔深度>10cm）的患者，放置节育环容易脱落，医生会建议先用药物处理，再放置LNG-IUS。

（2）第二类药物，既缓解症状，又缩小瘤体：

• 促性腺激素释放激素激动剂：用药后可以暂时让卵巢“休息”不工作，减少卵巢产生的激素，从而迅速缓解疼痛、

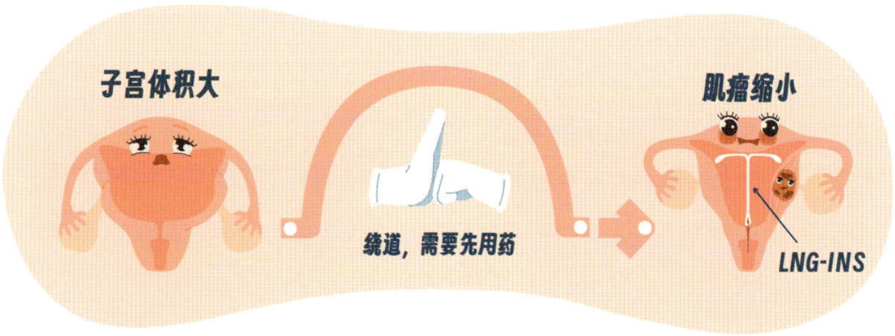

图 2-8　节育环 LNG-IUS 的作用

减少月经。

- 米非司酮：是一种抗孕激素类药物，可降低肌瘤组织中孕激素受体数量，同时减少流向肌瘤的血液，使肌瘤缺乏血供营养而缩小。

19. 子宫肌瘤可以用介入治疗吗？

子宫肌瘤需要血液来供应营养才能生长，而子宫动脉栓塞UAE的治疗原理是通过一种特殊技术，选择性地堵塞给子宫肌瘤供血的血管，这样一来，肌瘤就会因为缺乏血液供养而慢慢“饿死”，这些“饿死”的组织会逐渐被吸收，使得肌瘤变小甚至消失。UAE治疗后堵塞的血管有可能复通，子宫肌瘤有可能再复发，必要时可再次做UAE治疗。

以下情况可考虑UAE治疗：

- 月经出血量多，药物治疗无效；
- 保留子宫愿望强烈，但并无生育要求的患者；
- 有药物治疗禁忌证，也不能承受手术的患者。

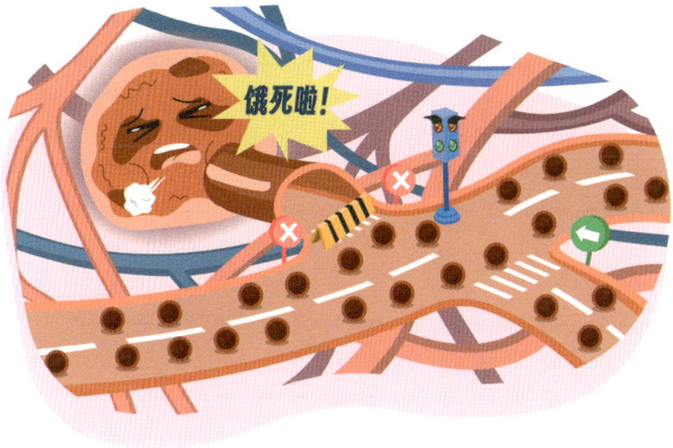

图 2-9　UAE 的治疗原理

以下情况不适合UAE治疗：

- 肌瘤在怀孕期间出现；
- 有生殖系统的感染；
- 肌瘤有恶性病变的可能性；
- 检查发现给肌瘤供血的血管主要是双侧卵巢动脉；
- 挂在子宫外面的浆膜下肌瘤；
- 绝经后出现的子宫肌瘤；
- 有介入栓塞禁忌证。

2020年在权威医学期刊《新英格兰医学杂志》（The New England Journal of Medicine，NEJM）发表了一项研究，比较子宫动脉栓塞治疗与手术剔除子宫肌瘤的效果，手术组的健康相关生活质量得分显著高于子宫动脉栓塞组，手术切除的效果更优。

20. 子宫肌瘤可以用射频治疗吗？

高强度聚焦超声消融治疗技术（HIFU）也是一种微创治

疗子宫肌瘤的方法。该方法利用类似于凸透镜聚焦太阳光的原理，将低能量超声波聚焦在体内，焦点可产生65~100℃的瞬时高温，从而将肌瘤组织“烫死”，被“烫死”的肌瘤组织可被自身的代谢逐渐吸收。

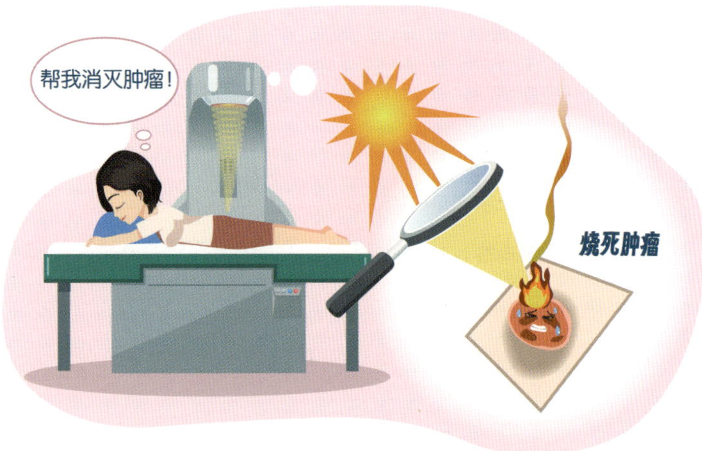

图 2-10　HIFU 的治疗原理

HIFU治疗的适应证与手术治疗基本相同，适用于希望保留子宫、不想做手术或者不能耐受手术的患者。

以下情况不适合进行HIFU治疗：

• 肌瘤的位置低且深，或肌瘤太小（最大直径<3cm），超声难以聚焦。

• 曾经接受过盆腔放疗，或有盆腔感染，或有生殖道感染，子宫非良性病变，治疗区域的皮肤有破溃或感染，重要器官功能衰竭等。

• 患者不能坚持俯卧1小时。

HIFU治疗常见的并发症包括：皮肤灼伤、发热、水肿、消化道症状、泌尿道症状、腹壁水肿、疼痛、阴道流血或血性分泌物（常见于黏膜下肌瘤治疗后）等，与HIFU治疗引起的无菌性炎症反应有关，一般在数周内恢复。

21. 绝经后子宫肌瘤还要治疗吗?

对于绝经后发现的子宫肌瘤，如果肌瘤不大可以定期复查，主要通过彩超监测子宫肌瘤的大小和变化。多数情况下，女性绝经后由于体内雌激素和孕激素水平下降，肌瘤会出现萎缩。

如果随访复查过程中，发现子宫肌瘤迅速增长，或者出现症状（如不规则阴道流血、下腹痛等），就应该考虑手术治疗。而对于无生育要求的绝经后女性，医生通常会建议切除子宫。

六、子宫肌瘤的手术相关问题

22. 子宫肌瘤在什么情况下建议手术治疗?

出现以下情况建议手术治疗：

（1）患者月经过多或异常出血，甚至导致贫血，或有器官压迫相关症状（如尿频、尿急、便秘、盆腔痛等），且经药物治疗无效。

（2）合并不孕症或反复流产，除外其他因素导致的不孕和流产。

（3）子宫肌瘤≥4cm准备怀孕者。

（4）绝经后未行激素替代治疗，肌瘤仍持续增大。

23. 子宫肌瘤手术方式有哪些？

（1）子宫肌瘤切除术（也称为剔除术）

对于有生育要求或希望保留子宫的患者，可通过手术将子宫上的肌瘤切除而保留子宫。手术方式有开腹或腔镜手术。医生会根据肌瘤的情况（如数量、大小、部位、粘连情况等）来评估哪种手术更合适。目前，开腹手术是金标准，相较于腹腔镜手术，开腹手术更安全，特别是在手术前无法排除子宫肿瘤的恶性可能时。此外，对于手术比较困难（如肌瘤数量很多，或体积巨大，或位置很低）的情况，或以后怀孕时有子宫破裂风险的患者应选择开腹手术更为妥当。

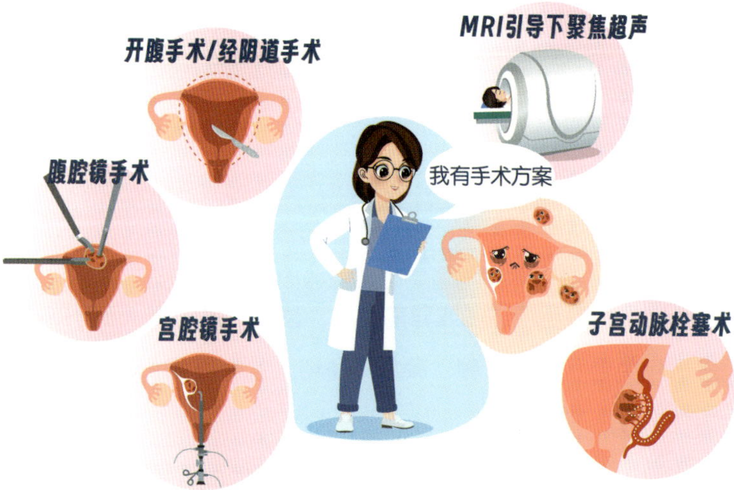

图 2-11　子宫肌瘤手术治疗

对于突向宫腔超过50%的黏膜下肌瘤，可选择在宫腔镜下进行子宫肌瘤切除术。

对位于子宫颈、子宫峡部、子宫下段的肌瘤，有时也可经阴道手术切除肌瘤。

（2）子宫切除术

对于无生育要求、不需要保留子宫、或肌瘤数量很多，或体积巨大的子宫肌瘤，特别是已经到了更年期的患者，切除子宫是常用的治疗方式。

术前必须进行宫颈细胞学检查，排除宫颈病变及宫颈癌。

24. 备孕中发现子宫肌瘤，先怀孕还是先手术？

因怀孕期间子宫肌瘤可能发生快速增大或红色变性，有导致急性腹痛、诱发宫缩继而引起流产的风险，所以一般情况下，如果孕前发现肌瘤大于4cm，应考虑先做手术切除肌瘤。

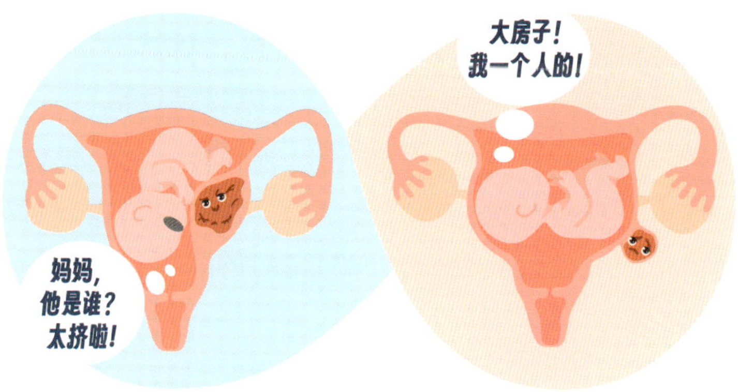

图 2-12　子宫肌瘤与妊娠

除了肌瘤的大小，也要考虑肌瘤的位置。如果肌瘤位于宫腔内，或对宫腔形态有影响，就可能影响受孕，也应先考虑切除。而浆膜下肌瘤一般不影响怀孕，可以考虑先怀孕。对肌壁间肌瘤，则应根据肌瘤的大小、怀孕期子宫破裂风险等综合评估决定是否需要先进行手术切除。

手术治疗后的患者，应根据手术的具体情况及术后恢复状态，酌情避孕半年至2年再怀孕，可具体咨询手术医生的意见。做过手术的瘢痕子宫在妊娠期要警惕子宫破裂风险，需要在产科门诊密切监测。

25. 子宫肌瘤手术选择微创还是开腹?

子宫肌瘤的手术选择开腹还是腹腔镜手术，需要综合评估肿瘤的性质、手术难度（肌瘤的数目、位置、大小，盆腔粘连情况），以及患者的生育需求等，首先考虑安全性。目前，开腹手术是金标准，因为腹腔镜手术需要分碎较大体积的肌瘤才能经穿刺孔取出切除的肿瘤，分碎时肿瘤细胞可能在腹腔内播散（即使是良性肌瘤），如果是恶性肿瘤，分碎肿瘤后腹腔播散的概率比较大。如果子宫恶性肿瘤形成了腹腔播散，几乎就不再有治愈的机会。所以要尽量避免这种情况的发生。在术前及术中医生都会评估肌瘤的性质，但是肌瘤的良恶性手术前很难确定。如果术中发现肌瘤有可疑是恶性的，要考虑及时转为开腹手术。

对有生育需求的患者，如果评估手术难度较大，或术后怀孕子宫破裂风险较大者，应考虑首选开腹手术。

26. 子宫肌瘤手术选择肌瘤剔除还是子宫切除?

全子宫切除术是一种彻底解决子宫肌瘤的手术，适合已完成生育且无再次生育需求的患者。如果术前检查怀疑肌瘤可能恶变，也应考虑行全子宫切除术。

对于育龄期、有生育要求或有保留子宫意愿的患者，可行肌瘤剔除术。但应由医生全面评估决定。

27. 如果切除子宫，能保留卵巢和输卵管吗?

如果患者仅因良性子宫肌瘤接受子宫切除手术，无卵巢及输卵管病变，可以保留卵巢。考虑到输卵管在子宫切除后无特殊功能，且容易继发输卵管积水，并有发生癌变风险，建议子宫切除手术同时切除双侧输卵管。如果年龄已近绝经期或已绝经，应同时切除卵巢。

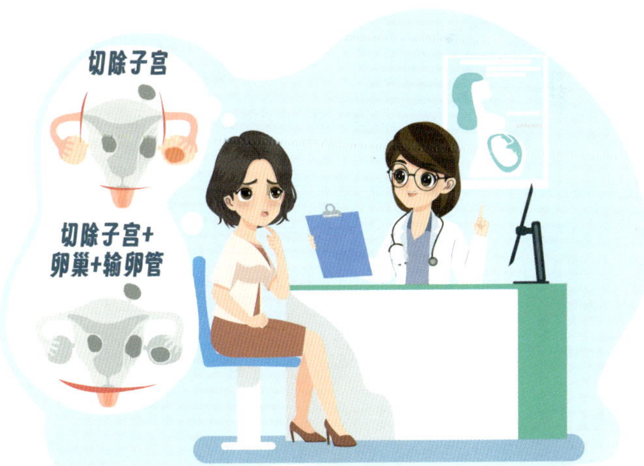

图 2-13　手术切除范围

如果术后病理提示子宫肿瘤是恶性的，要考虑再次手术切除双侧卵巢和输卵管。

七、子宫肌瘤手术后的管理

28. 为什么子宫肌瘤剔除术后会出现阴道流血?

如果子宫肌瘤剔除手术涉及子宫内膜，比如剔除肌壁间子宫肌瘤时穿透了子宫内膜，进入了宫腔；或在宫腔镜下切除子宫肌瘤，术后会有少量阴道出血，一般出血在1~2周内会自行停止。如果出血量多于平素月经量，或持续时间长，则要尽快就医。

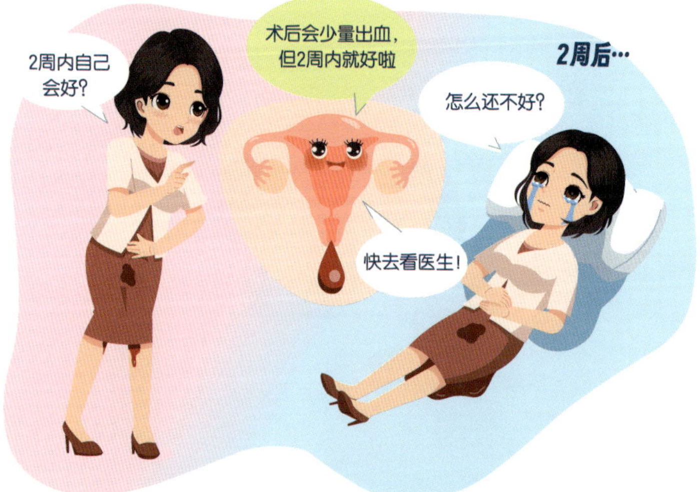
2周内自己会好?
术后会少量出血，但2周内就好啦
2周后…
怎么还不好?
快去看医生!

图 2-14　术后阴道出血

29. 子宫肌瘤手术后还需要吃药吗？

子宫肌瘤术后一般不需要药物治疗。如果合并了感染的情况，可遵医嘱酌情使用抗生素，以减轻术后盆腔炎症。

另外，对于保留子宫的病人，为促进子宫收缩及子宫伤口愈合，可以遵医嘱口服促进子宫收缩的中成药（如益母草等）。

如果近期没有备孕计划，以下方法可以帮助降低子宫肌瘤复发风险：口服短效避孕药、放置含有孕激素的宫内节育器等。

30. 子宫肌瘤手术会影响怀孕吗？

子宫肌瘤手术是否影响怀孕，要根据子宫肌瘤的大小、位置和手术后恢复情况综合评估。

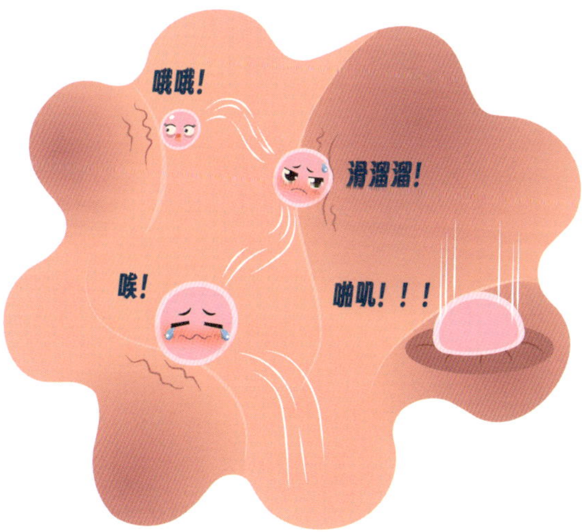

图 2-15　胚胎不宜着床

一般来说，子宫肌瘤距离子宫内膜越远，手术对怀孕的影响越小。如果进行了宫腔操作，子宫内膜需要经历至少2~3个月经周期的“恢复”，才能回到适合胚胎着床的状态。如果术后恢复不佳，出现宫腔感染、宫腔粘连、输卵管粘连等并发症，可能会引起不孕。

31. 子宫肌瘤剔除术后多久可以备孕？

子宫肌瘤手术后需要恢复多久才能怀孕，也要根据子宫肌瘤的大小、位置和手术恢复情况综合评估。

如果是浆膜下子宫肌瘤，子宫肌层的损伤比较小，一般在手术以后的3~6个月就可以怀孕。

如果是子宫肌壁间肌瘤、部分进入子宫肌层的黏膜下肌瘤，手术后子宫切口愈合的时间比较长，通常需要经过1年左右的时间才可以恢复。所以在子宫剔除手术后，一定要通过超声、磁共振的检查，经医生判断子宫切口愈合良好的情况下方可备孕。

八、子宫肌瘤复发后的治疗

32. 良性肿瘤也会复发吗？

对于接受子宫肌瘤切除、保留了子宫的女性，如果仍在育龄期，或其他引起子宫肌瘤的病因未去除，肌瘤复发的风险约

20%~30%。因此，子宫肌瘤治疗后也需要定期复查和随访。

33. 子宫肌瘤复发后如何治疗？

复发性子宫肌瘤的治疗原则和治疗方法与初次治疗肌瘤时相同，要根据患者的年龄、症状、生育需求、恶变倾向等综合评估制订治疗方案。治疗方法包括观察、药物治疗和手术。

九、子宫肌瘤的恶变

34. 子宫肌瘤会恶变吗？

子宫肌瘤存在极小概率（0.4%~0.8%）的恶变风险。恶变一般多见于围绝经期或绝经期女性，最常见的恶变类型为平滑肌肉瘤。

35. 子宫肌瘤恶变的表现是什么？

子宫肌瘤恶变的早期一般没有典型症状，不易发现及与普通良性肌瘤相鉴别。但随着病情进展，患者可能出现异常阴道流血、绝经后子宫肌瘤迅速增大，腹部巨大肿物压迫引起的尿频、尿急、大小便困难，肿瘤生长过快导致的腹部胀痛或肿瘤破裂引起的急腹症表现。晚期患者还可能出现食欲差、消瘦、贫血等。因此，进入围绝经期后，如果子宫肌瘤短期增大迅速，应就医检查。

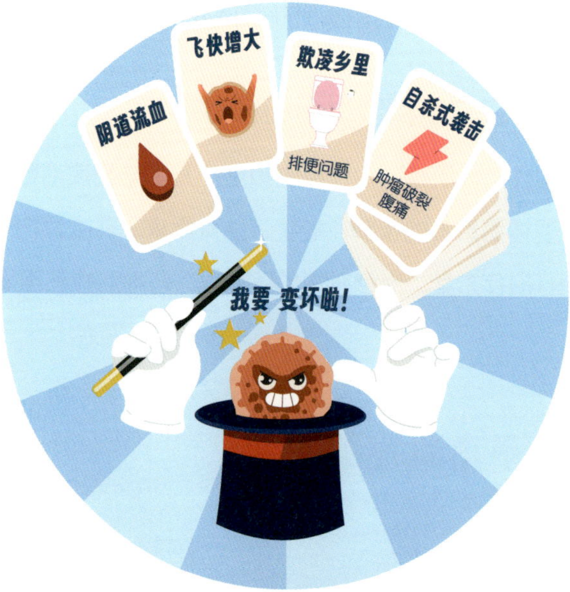
阴道流血
飞快增大
欺凌乡里
排便问题
自杀式袭击
肿瘤破裂
腹痛
我要 变坏啦!

图 2-16　子宫肌瘤恶变可能出现的症状

36. 子宫肌瘤微创手术有什么风险?

微创手术是通过腹壁小切口放入穿刺器，再经穿刺器放入腹腔镜和手术器械进行手术。切下来的肿瘤组织通常都比腹壁穿刺孔大数倍，为了取出切除的肿瘤标本，以往会在腹腔内利用旋切器分碎肌瘤成小块组织后从穿刺孔取出。但这样的方法存在一定风险，因为不少子宫肿瘤在术前，甚至术中也无法排除恶性，或有潜在恶变风险的肌瘤，在通过旋切的方式取出时，肿瘤细胞可能会散播到盆腔或腹腔内。因此，术前医生会充分评估肿瘤是否恶性的可能性，并选择适合的手术方式，并向患者充分告知微创手术的这种风险。

此外，如果肌瘤很多很大，剔除肌瘤后子宫已经“面目全非”，在腔镜下缝合和成形比较困难，术后子宫出血或怀孕时子宫破裂的风险相对开腹手术要高一些。

37. 子宫静脉平滑肌瘤病是什么？

静脉内平滑肌瘤病本质上是一种特殊类型的子宫平滑肌瘤。其典型特征是子宫内的良性平滑肌组织（肌瘤）向子宫静脉血管内生长，并可能沿静脉血管系统蔓延全身，例如肿瘤像血栓一样可以通过盆腔静脉到下腔静脉，甚至到达心脏。这种疾病术前诊断困难，通常在CT检查的图像上看到可疑的血管内“栓子”，此时要进一步做血管造影检查。如果在术前就怀疑该病可能，要进行多学科会诊，可能需要血管外科联合手术。

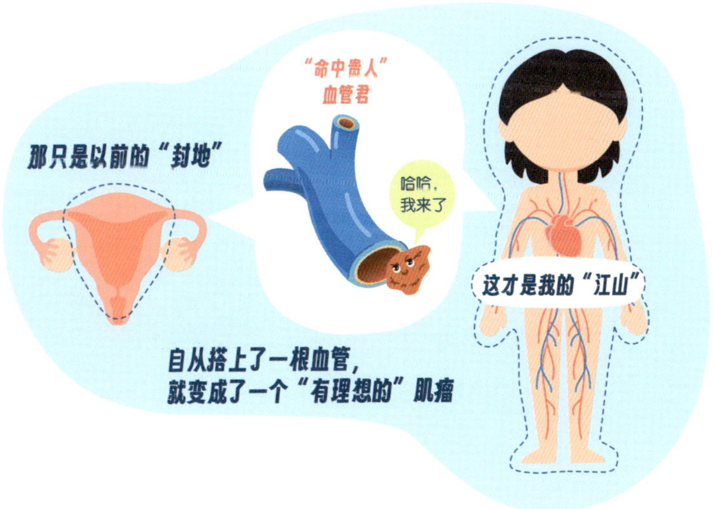

图 2-17　子宫静脉内平滑肌瘤

虽然是一种良性肿瘤，但由于这种肌瘤具有侵袭静脉的特性，临床处理难度较大，复发风险也较高。根治性手术的核心是切除子宫和双侧卵巢。即使影像学检查未发现子宫本身的病灶，只切除子宫外静脉内的肿瘤而不切除子宫，复发风险很高。并且，这种疾病通常是雌激素依赖性的，如果不切除卵巢，复发的风险也会增加。

第三篇

子 宫 肉 瘤

03

一、子宫肉瘤的发病和病因

1. 什么是子宫肉瘤？

子宫肉瘤是一种罕见的恶性肿瘤，就像个不受欢迎的“坏小孩”，在子宫里悄悄生长。这种肿瘤的恶性程度很高，也就是说，它可能对生命造成很大威胁。

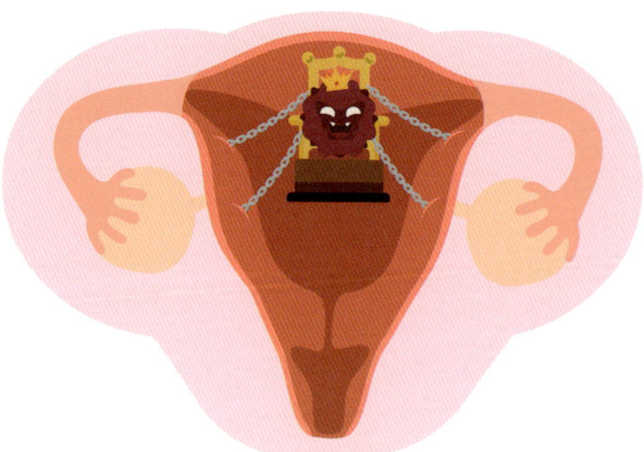

图 3-1　子宫肉瘤

子宫肉瘤可能来自子宫的不同部位和组织，譬如子宫间质、结缔组织或平滑肌组织等，确切病因尚不清楚。

值得注意的是，子宫肉瘤大多缺乏有特征的症状，主要靠手术后病理诊断，因此，术前很难判断子宫肿物是否是肉瘤。

2. 子宫肉瘤发病率和生存率是多少？

不同于常见的子宫平滑肌瘤，子宫肉瘤较少见。大约每100名女性生殖道恶性肿瘤患者中，仅有1人患的是子宫肉瘤，几乎是“百里挑一”。正因如此，我们对它的了解可能就没有那么深入。

既往报道显示，在美国30~79岁的女性中，每年每10万人中仅有2~3人被确诊为子宫肉瘤。其中，在每1万例的子宫肌瘤手术中，有1~13例在术中被意外发现是子宫肉瘤。

子宫肉瘤患者诊断时的平均年龄约为60岁，大多数子宫肉瘤发生于40岁以上的妇女，但也有20岁时被诊断为子宫肉瘤的报道。

子宫肉瘤患者的生存率与其病理类型、分期，以及对治疗的反应情况密切相关。由于个体情况不同，医生无法明确每位患者的预后，但是，如果能够早期发现并进行规范治疗，治愈的机会就相对大一些，也可能提高患者的生存。

3. 子宫肉瘤的病因是什么？

目前，子宫肉瘤的具体病因尚不明确。研究发现：

• 长期使用他莫昔芬（≥5年）和盆腔放疗可能会增加发生子宫肉瘤的风险。

• 遗传性平滑肌瘤病合并肾细胞癌（HLRCC）综合征及儿童期视网膜母细胞瘤，也与子宫肉瘤的发病风险增加有关。

• 患子宫平滑肌瘤不是发生子宫肉瘤的危险因素，但少

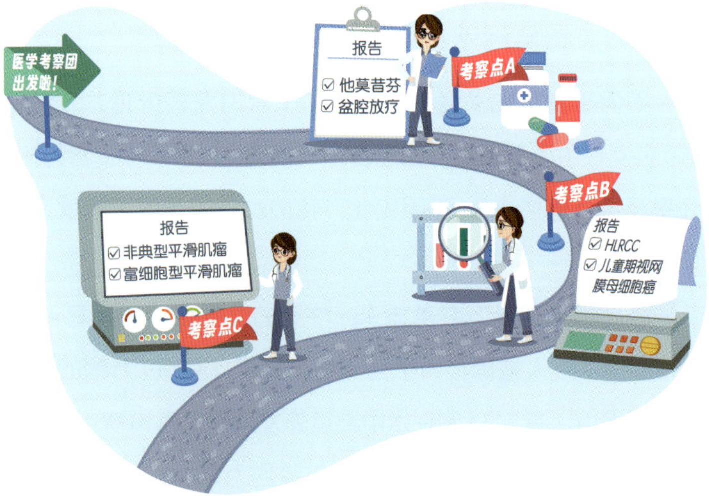
医学考察团
出发啦！
报告
☑ 他莫昔芬
☑ 盆腔放疗
考察点A
考察点B
报告
☑ HLRCC
☑ 儿童期视网膜母细胞瘤
报告
☑ 非典型平滑肌瘤
☑ 富细胞型平滑肌瘤
考察点C

图 3-2　子宫肉瘤的病因

数类型的平滑肌瘤例外，如非典型平滑肌瘤、富细胞型平滑肌瘤。

4. 子宫肉瘤是子宫肌瘤恶变而来的吗？

目前研究的共识是，子宫肉瘤大多数为独立发生，与子宫肌瘤并无关系。只有少部分为子宫肌瘤发展而来，且主要来自非典型平滑肌瘤和富细胞型平滑肌瘤这些罕见的子宫肌瘤亚型。

5. 子宫肉瘤容易转移吗？

研究发现，约60%的子宫肉瘤在发现时局限在子宫内，16%的子宫肉瘤在发现时已出现了盆腹腔的转移，22%的子宫肉瘤在发现时已有远处转移（包括脑、肺、肝实质等）。

也就是说，每100名新发现的子宫肉瘤患者中，约60人的子宫肉瘤还没有出现转移，约16人的子宫肉瘤转移到了子宫附近，约22人的子宫肉瘤已经转移到了更远的脏器。

6. 子宫肉瘤会遗传吗？

目前还没有明确证据证明子宫肉瘤会遗传。有小部分子宫肉瘤的发生与遗传有关，如遗传性平滑肌瘤病合并肾细胞癌（HLRCC）综合征及儿童期视网膜母细胞瘤。

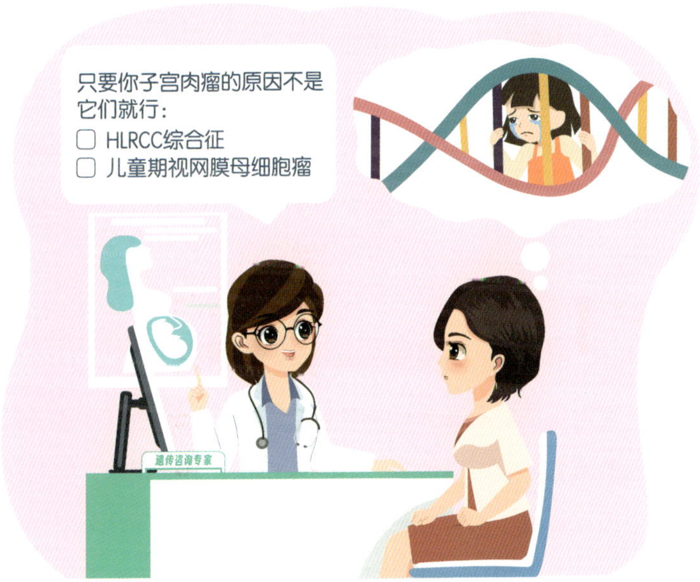

图 3-3　子宫肉瘤的遗传

二、子宫肉瘤的分类、诊断和分期

7. 子宫肉瘤的病理分类有哪些?

世界卫生组织（WHO）将子宫肉瘤主要分为三大类：子宫平滑肌肉瘤、子宫内膜间质肉瘤和其他罕见间叶肿瘤。

- 子宫平滑肌肉瘤起源于子宫壁的平滑肌，无论诊断时疾病分期如何，复发和死亡风险均较高。

- 子宫内膜间质肉瘤由子宫内膜间质分化而来，在子宫肉瘤中的占比不足10%，约占所有子宫恶性肿瘤的1%。可分为恶性度高的高级别子宫内膜间质肿瘤，和恶性度低的低级别子宫内膜间质肉瘤，前者的生长更具有破坏性，也更容易转移和复发。

8. 患了子宫肉瘤可能有哪些症状?

子宫肉瘤的症状和体征通常包括异常阴道流血、阴道流血伴阴道恶臭分泌物，盆腔痛、盆腔压迫感、排便困难、腹部肿块等，但也有很多患者并无症状。

据全球最大的回顾性研究报道，患者主要症状如下：

- 绝经后阴道流血（31%~46%）。
- 绝经前异常子宫出血（27%~34%）。
- 腹胀（8%~17%）。

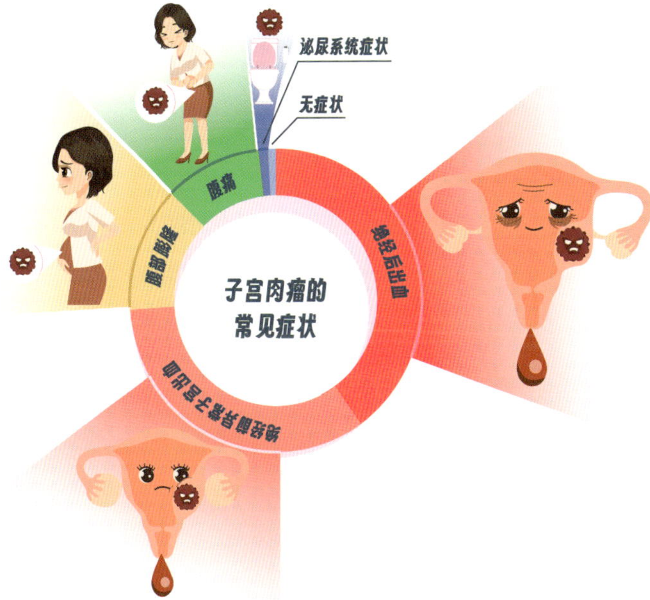

图 3-4　子宫肉瘤的症状

- 腹痛（4%~13%）。
- 泌尿系统症状（1%~2%）。
- 无症状（1%~2%）。

9. 为什么术前不容易确诊子宫肉瘤?

总的来说，子宫肉瘤的症状和体征（临床表现）与良性子宫肌瘤十分相似，目前也无特征性的肿瘤标志物，影像学检查也无特异性的表现，发病率又低，因此术前常常难以明确诊断。

10. 怀疑子宫肉瘤需要做哪些检查?

怀疑患有子宫肿瘤时，医生通常会先做妇科体格检查和妇科B超。

- 妇科检查：常见子宫增大，但也可能为正常大小。
- B超检查：报告上可能出现混合回声和低回声区、中心性坏死、不规则血管分布、血流阻力低和收缩期峰流速高，但这些情况也可见于良性子宫肌瘤。
- 增强MRI：超声检查怀疑子宫肉瘤时，医生可能会建议做增强的MRI。
- 血清肿瘤标志物：一般无异常升高。
- 病理学检查：在妇科检查和影像学检查完善后，需进行相应的手术或活检，将取得的子宫肿瘤组织送病理学检查，才能最终确诊子宫肉瘤。

11. 如何确诊子宫肉瘤?

病理学检查是子宫肉瘤确诊的金标准。虽然医生可以通过体格检查、B超和MRI等初步判断，但最终确定是否为肉瘤，只能靠病理学检查。

病理学检查主要是对手术切除的肿瘤进行病理检查。部分患者也可以通过活检来确诊子宫肉瘤，如子宫内膜活检、经阴道活检从子宫内脱出的肿物、肿物穿刺活检等，但由于活检只能获取一小块组织，所以活检的准确性不如手术后对大体标本进行的病理检查。

12. 如何划分子宫肉瘤的早期和晚期?

总体来说，局限于子宫的子宫肉瘤，属于Ⅰ期；超出子宫，但局限于盆腔的属于Ⅱ期；肿瘤扩散到上腹部腹腔的为Ⅲ期；肿瘤侵犯膀胱和/或直肠或有远处转移的为Ⅳ期。

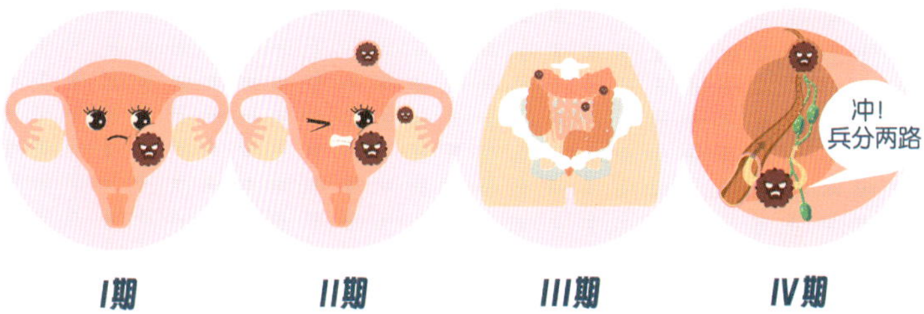

图 3-5　子宫肉瘤的分期

13. 诊断子宫肉瘤需要做分子检测吗?

分子检测包括基因组测序、FISH检测（荧光原位杂交）、免疫组织化学染色等。有些分子检测的结果能够帮助更准确地诊断子宫肉瘤，更准确地区分子宫肉瘤的类型，也有可能为患者提供更精准的治疗，特别是靶向治疗。

例如，FISH检测有助于诊断：

- *BCOR ITD* 及 *BCORL1* 基因异常的高级别子宫内膜间质肉瘤。
- 伴有 *GREB1* 重排的类似卵巢性索肿瘤的子宫肿瘤。
- *NTRK* 重排的子宫肉瘤。
- *SMARCA4* 缺失的未分化肉瘤等。

三、子宫肉瘤的治疗

14. 子宫肉瘤可以保守治疗吗？

子宫肉瘤因为恶性程度较高，即使在早期也容易出现局部复发或者通过血液转移到身体其他部位，且对放疗及化疗均不敏感，因此不推荐保守治疗。一旦发现应尽快前往医院进行手术治疗。

15. 子宫肉瘤可以选择微创手术吗？

子宫肉瘤不推荐微创手术治疗，因为微创手术在取出切除的肿瘤标本时，有可能需要切碎肿瘤后再取出，这可能导致病灶扩散。

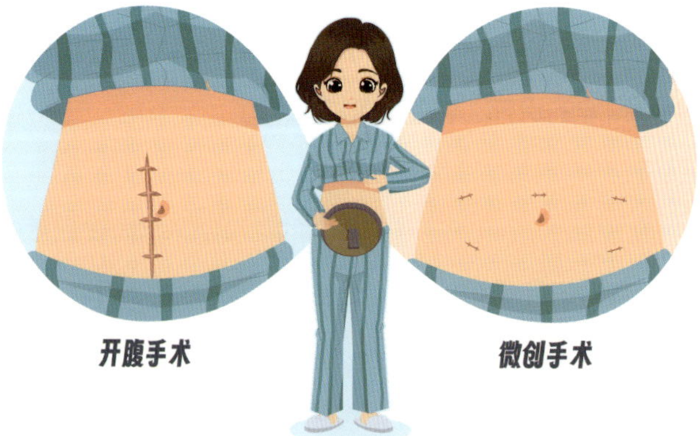

图 3-6　微创手术和开腹手术的腹部切口

这就像搬家时通过很小的门，大的家具需要拆开后才能进出家门，但拆的过程中可能会掉落一些“碎片”，为转移和复发埋下隐患。

而开腹手术就像开了一个大门，可以一次性地将“家具”完整地搬出去。因此，开腹手术可以最大程度地降低肿瘤术中扩散的风险。

16. 子宫肉瘤手术时可以保留子宫和卵巢吗？

确诊子宫肉瘤后，要完全切除子宫，保留子宫会显著增加复发及转移的风险。而是否保留卵巢则要取决于以下情况：

- 如果肉瘤类型为“子宫平滑肌肉瘤”，且肿瘤较小还局限在子宫中，可以考虑保留卵巢，尤其是对于很年轻的妇女。
- 如果肉瘤为“子宫内膜间质肉瘤”，则建议不保留卵巢。
- 如果肉瘤已经扩散到了子宫以外，也不能保留卵巢。

17. 子宫肉瘤要常规切除淋巴结吗？

子宫肉瘤淋巴结转移率较低。并且，初次手术时切除盆腔淋巴结和腹部的淋巴结并不能提高疗效，尤其是不能提高生存率和总的生存时间。因此，在进行切除子宫的手术时，原则上并不需要同时切除盆腔淋巴结和腹部的淋巴结。只有在术前影像检查显示有肿大淋巴结，或术中检查发现异常增大的淋巴结时，才需要考虑切除。

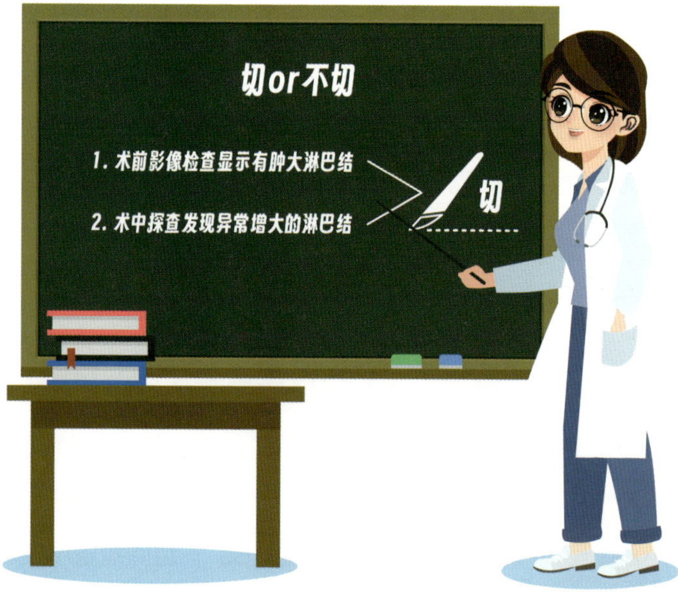
切or不切
1. 术前影像检查显示有肿大淋巴结
2. 术中探查发现异常增大的淋巴结
切

图 3-7　淋巴结切除指征

18. 子宫肉瘤术后需要化疗吗？

子宫肉瘤患者术后是否化疗与肿瘤的类型、分期有关：

• 子宫平滑肌肉瘤和高级别子宫内膜间质肉瘤：对早期患者，医生需根据肿瘤大小和病理情况，以及具体的分期情况，综合考虑是否需要进行术后辅助化疗。而对于中晚期患者，也要考虑尽量争取手术，术后则必须给予化疗，有可能提高疗效，延长生存时间。阿霉素、多西他赛、吉西他滨、曲贝替定是常用的子宫平滑肌肉瘤的化疗药物。

• 低级别子宫内膜间质肉瘤：对化疗不敏感，手术后可以给予内分泌药物治疗。

19. 子宫肉瘤术后需要放疗吗?

对于子宫肉瘤术后进行辅助放疗是否能提高治疗效果，目前尚无明确答案。

部分研究认为盆腔放疗有助于避免肿瘤在原地“卷土重来”的复发，但由于放疗不能控制远处转移，故辅助放疗是否能明确延长患者的生存时间，还存在很大的争议。

低级别子宫内膜间质肉瘤对放疗比较敏感，医生会根据具体情况（如子宫肿瘤侵犯了子宫以外的盆腔组织），对此类患者给予术后辅助放疗的建议。

20. 子宫肉瘤可以用内分泌药物治疗吗?

内分泌药物治疗是子宫肉瘤，特别是低级别子宫内膜间质肉瘤的辅助治疗方法之一。

常用的内分泌药物包括孕激素和芳香化酶抑制剂，如醋酸甲地孕酮、甲羟孕酮等，一般用药时间1~2年。

如果手术标本的病理免疫组织化学检查提示子宫肉瘤细胞雌激素受体（ER），或孕激素受体（PR）表达阳性，这时使用孕激素或抗雌激素治疗会产生疗效。低级别子宫内膜间质肉瘤通常ER和PR阳性，如前所述，对此类子宫肉瘤术后可考虑辅助内分泌药物治疗。

同时，相较于化疗药物，内分泌治疗药物对身体的副作用小。用药期间需要定期检查肝肾功能，部分患者可能会因为药物的副作用而出现皮肤水肿或者体重增加。

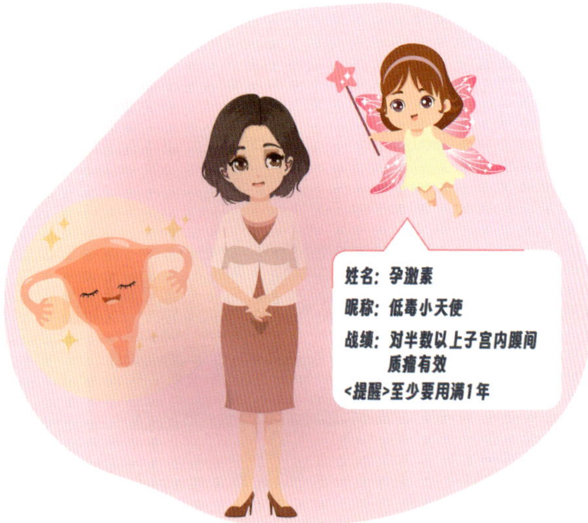
姓名：孕激素
昵称：低毒小天使
战绩：对半数以上子宫内膜间质瘤有效
<提醒>至少要用满1年

图 3-8　孕激素的作用

对于有血栓风险、对孕激素类药物过敏、肝肾功能不全、心功能不全等的患者，应避免使用大剂量孕激素治疗。

21. 子宫肉瘤可以用靶向药物治疗吗？

目前，很多新的靶向药物治疗子宫肉瘤仍处于临床试验阶段，各大指南也推荐将新药临床试验作为晚期和复发子宫肉瘤的重要治疗选择。

想了解正在进行招募的新药临床试验，可以关注各大医院最新的临床试验招募信息。

目前已被指南推荐用于子宫肉瘤的靶向药物有：

- *NTRK* 融合基因阳性肿瘤：拉罗替尼、恩曲替尼。
- *ALK* 基因重排的炎性肌成纤维细胞瘤：克唑替尼、色瑞替尼、布格替尼、劳拉替尼、艾乐替尼。

- 血管周上皮样细胞肿瘤：西罗莫司白蛋白结合型纳米颗粒、西罗莫司、依维莫司。

- *BRCA* 基因突变的子宫平滑肌肉瘤：PARP 抑制剂，如奥拉帕利、尼拉帕利、卢卡帕利。

22. 子宫肉瘤可以进行免疫治疗吗？

近年来，免疫治疗已经成为抗击肿瘤的新武器，可以更有效地识别、帮助攻击肿瘤。免疫治疗方法包括免疫检查点抑制剂、细胞因子、肿瘤疫苗、过继性T细胞免疫疗法等。其中，免疫检查点抑制剂属于免疫治疗中的“明星武器”。

对于子宫肉瘤，帕博利珠单抗被临床指南推荐用于治疗部分子宫肉瘤（基因检测显示肿瘤突变负荷高的子宫肉瘤）。其他的免疫治疗方法仍处于临床研究阶段，还不能常规用于临床治疗子宫肉瘤。

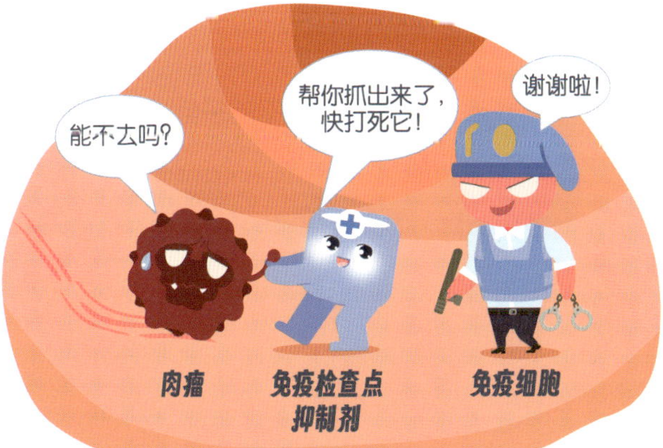
能不去吗？
帮你抓出来了，快打死它！
谢谢啦！
肉瘤
免疫检查点抑制剂
免疫细胞

图 3-9　免疫检查点抑制剂

值得注意的是，免疫治疗不等同于提高免疫力，相关药物可以说仍是抗肿瘤药物，只是其毒副作用与传统化疗药物毒副作用不同。

免疫治疗的副作用包括免疫性肺炎、免疫性心肌炎、甲状腺功能亢进症、甲状腺功能减退症、爆发性糖尿病、严重皮疹等，严重时也可能会危及生命，因此切不可盲目使用。

四、子宫肉瘤的预后

23. 子宫肉瘤能治愈吗？

总体而言，子宫肉瘤是一种治疗较困难的肿瘤。医学上通常用5年生存率来衡量肿瘤治疗效果。子宫肉瘤的5年生存率约为30%，也就是说，大约只有三分之一的子宫肉瘤患者能生存至5年。

但是，不同病理类型、不同分期的子宫肉瘤患者的5年生存率差别很大。

• 低级别子宫内膜间质肉瘤：恶性度相对较低，接受规范手术治疗的Ⅰ期患者约89%能生存超过10年，但远期复发率仍有30%左右。应注意定期复查。

• 子宫平滑肌肉瘤、高级别子宫内膜间质肉瘤、子宫未分化肉瘤等：恶性程度高，即使早期进行规范治疗，大多数患者也会复发转移，完全治愈率较低。

24. 如何提高子宫肉瘤的治愈率？

由于子宫肉瘤与子宫肌瘤在手术前很难区分，大多数子宫肉瘤都是被诊断为子宫肌瘤，在手术中或术后被意外发现的。

第一，因子宫肌瘤而进行手术治疗前，要尽量完善检查，要想到和排除子宫肉瘤的可能性。第二，强调在进行子宫肌瘤手术时，一定要谨慎选择微创手术，尤其是要避免术中使用分碎器碎瘤。如果“子宫肌瘤”是恶性的，腹腔镜下的碎瘤就可能带来“灭顶之灾”，一旦出现了腹盆腔内的种植转移，就几乎不可能再治愈。

所以说，初次手术的规范性是提高子宫肉瘤治愈率的关键。

25. 子宫肉瘤切除卵巢后可以使用激素补充治疗缓解更年期症状吗？

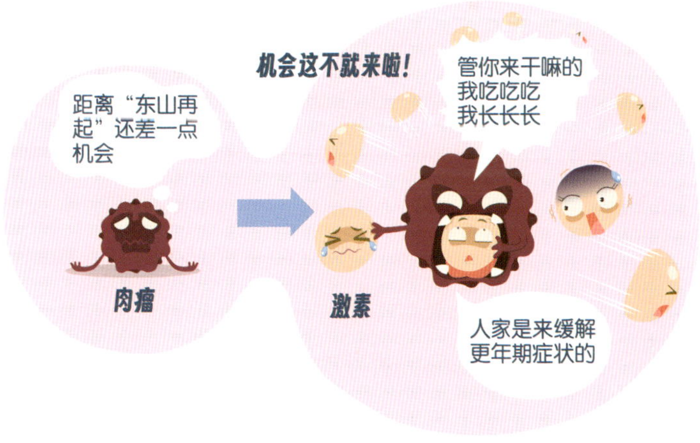

图 3-10　激素补充治疗与肿瘤复发风险

由于子宫肉瘤细胞可能表达雌、孕激素受体，切除卵巢后一般不建议使用激素补充疗法缓解更年期症状，以免增加肿瘤复发的风险。

26. 子宫肉瘤治疗后如何复查?

子宫肉瘤治疗结束后，前2~3年每3个月复查1次，以后每6个月复查1次，5年后每年复查1次。

复查内容包括全身体检及妇科检查、影像学检查、肿瘤标志物检查等。

五、子宫肉瘤的复发

27. 子宫肉瘤复发的相关危险因素有哪些?

腹腔镜下切除子宫肿瘤后使用分碎器是子宫肉瘤复发最重要的危险因素之一，且复发多为腹腔内弥漫性播散。就像不小心撒出的种子一样，肿瘤可能在腹腔的各处生根发芽，再次治疗十分困难。

此外，恶性程度高的病理学类型（如高级别子宫内膜间质肉瘤）、肿瘤细胞分化差、较晚的分期（Ⅲ、Ⅳ期）、初次手术时未能切净肿瘤等，这些也是子宫肉瘤复发的危险因素。

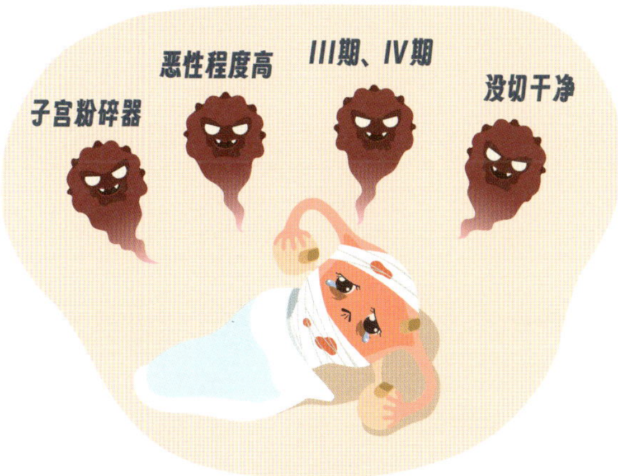

图 3-11　子宫肉瘤复发的危险因素

28. 子宫肉瘤复发后能再次手术吗？

子宫肉瘤复发后，手术仍然是要首先考虑的治疗方法，但仅有少部分患者是有机会可以再次手术的：

- 局部复发或孤立转移的患者：手术切除可能有利于改善生存，特别是对于初次治疗结束后较长时间（如12~18个月以后）才复发的患者，如果能够完全切除，手术获益可能性较大。
- 对腹腔内肿瘤广泛播散的复发患者：手术很难做到完全切净，再次手术难以改善生存，需慎重选择再次手术。

再次术后大多数患者仍需辅助化疗等治疗。

29. 什么情况下会考虑肠造瘘或尿路改道手术？

如果患者出现肠梗阻、肠穿孔、肠瘘等情况，大便无法排出，或大便漏到腹腔而引起严重的感染，在保守治疗无效时，有可能导致患者死亡。在这种情况下，医生评估后有可能需行肠造瘘改道手术，以缓解症状，延长生命。但也有可能由于肿瘤广泛侵犯肠管，已经没有正常的肠管可用于造瘘，这是更为严重的情况，也往往是终末期的一种表现。

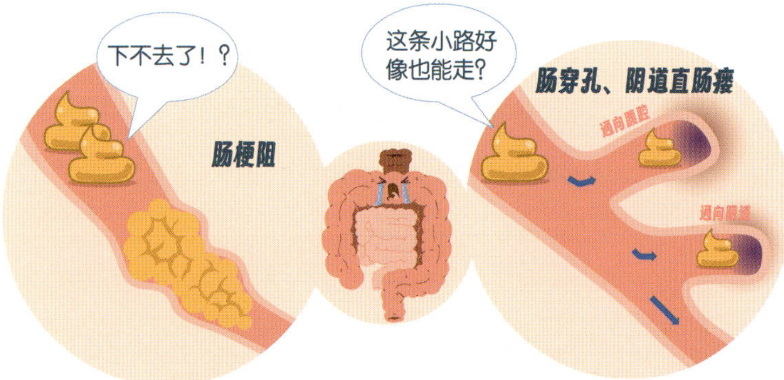

图 3-12　肠梗阻、肠穿孔、阴道直肠瘘

另外，也有可能是在减瘤手术时切除的肠段比较长，或肿瘤侵犯直肠的位置比较低，切除后肠管再接回去很困难，这种情况下也需要进行肠造瘘手术，以解决排便问题。这种情况通常为永久性肠造瘘。

还有一种情况是预防性肠造瘘，是因为手术中切除的肠管接回去以后，医生考虑接合处（吻合口）漏的风险比较大，就会考虑把吻合口上方的肠管拉出腹壁做个临时造瘘，术后适当的时候再进行造口还纳手术，恢复正常肛门排便。

如果子宫肉瘤侵犯输尿管或膀胱，导致尿路梗阻或肾积水，如果无法放置输尿管支架，也可能需要进行肾造瘘手术，以解决患者的排尿问题。

30. 子宫肉瘤复发后如何选择药物治疗？

子宫肉瘤复发后的药物治疗方案有多种选择，医生会根据肿瘤的病理学类型、分子检测结果、复发距上次治疗结束的时间、以往用过的方案和治疗疗效、患者的身体状况等多方面综合考虑。

指南推荐的复发后一线治疗方案包括：

- 多柔比星单药治疗。
- 多西他赛+吉西他滨。
- 多柔比星+曲贝替定（针对子宫平滑肌肉瘤）。
- 多柔比星+异环磷酰胺。
- 多柔比星+达卡巴嗪。
- 有特定基因突变的肉瘤亚型，可选择靶向治疗（见第三篇子宫肉瘤中问题20）。

复发后的药物治疗是非常个体化的，治疗方案和疗程也不是一次就诊就能确定，而是需要根据疗效“走一步看一步”。通常在治疗2~3个疗程后需复查影像学检查，医生会根据结果评估是否需要调整治疗方案。

31. 子宫肉瘤复发后在什么情况下需要放疗？

如果检查发现子宫肉瘤只局限在一个地方复发，可在手术减瘤后进行术后辅助放疗。

而对于那些复发部位已经做过放疗的患者，在同一部位不能再做放疗。

放疗期间可以同时进行化疗，或放疗前后进行化疗。

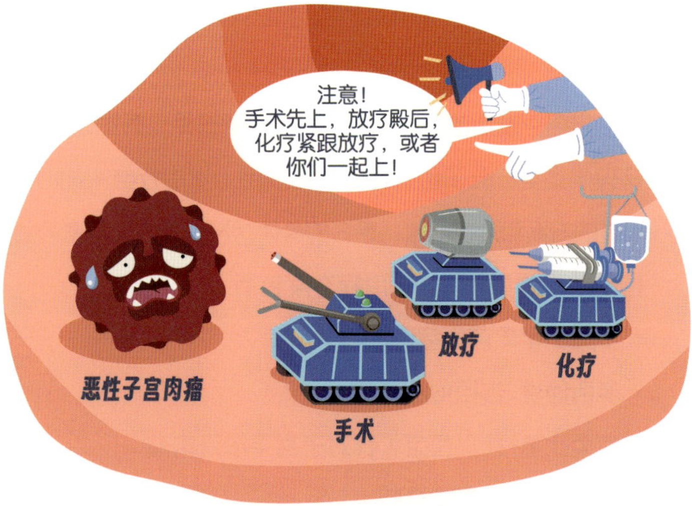

图 3-13　肉瘤复发后的治疗

32. 子宫肉瘤复发后还能治好吗？

大多数子宫肉瘤患者复发后难以达到完全治愈。

对于少数肿瘤恶性程度较低、复发时间间隔较长、复发病灶较小的患者，还是有一定机会可能通过手术、化疗等达到治愈效果的。

即使肿瘤复发，经过规范的治疗（手术、放疗、化疗等），部分患者仍可以控制肿瘤发展，缓解肿瘤导致的不适症状，达到提高生活质量、延长生存期的目的。

六、关于子宫肉瘤的常见误区

33. 子宫肉瘤不是癌吗?

通常医学术语所说的“癌”为上皮来源的恶性肿瘤，子宫肉瘤为间质来源的恶性肿瘤，在治疗上有一定差异，严格来讲子宫肉瘤不是癌。

但是子宫肉瘤和癌症一样，都是恶性肿瘤，可以转移、复发，而且治疗更困难。因此一定要引起重视，一旦诊断就要进行规范的抗肿瘤治疗。

34. 子宫肉瘤都是子宫肌瘤恶变而来的吗?

目前遗传研究的共识是：大多数子宫肉瘤是独立发生的。

一般情况下，良性子宫肌瘤不会恶化为子宫肉瘤，仅病理组织学分类为富细胞型或非典型性平滑肌瘤这些罕见类型者，有一定的恶化为子宫肉瘤的潜能。

35. 生育需求和子宫肉瘤的治疗该如何平衡?

目前，标准治疗是不建议对子宫肉瘤患者实施保留生育功能手术的，也就是说不能保留子宫。

只有少数恶性程度低，如早期、体积小的低级别子宫内膜间质肉瘤、子宫腺肉瘤的患者，且患者有强烈生育愿望，医生才会考虑在向患者充分说明保留生育力治疗的肿瘤复发风险后，谨慎评估实施保留生育功能的手术。如果患者充分知情后愿意承担风险，接受了保留子宫的手术，术后需严密随访，并建议在完成生育后切除子宫。

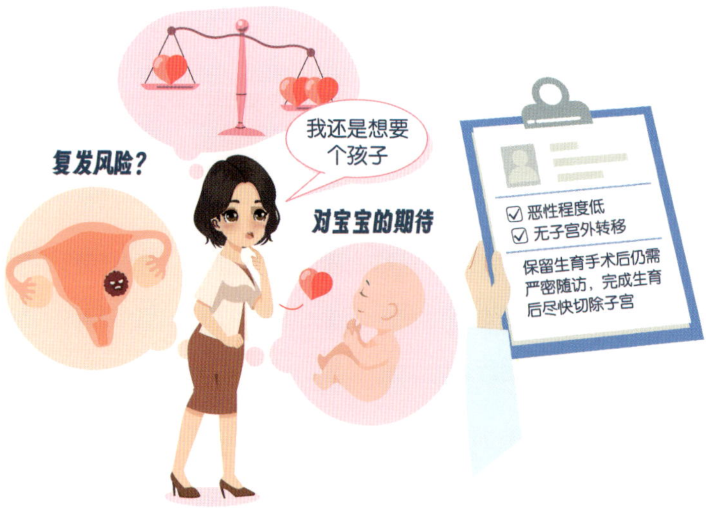
复发风险？
我还是想要个孩子
对宝宝的期待
恶性程度低
无子宫外转移
保留生育手术后仍需严密随访，完成生育后尽快切除子宫

图 3-14　子宫肉瘤与生育

第四篇

子宫内膜癌

04

一、子宫内膜癌的发病情况和病因

1. 子宫内膜癌常见吗?

子宫内膜癌较为常见。依据2023年的全球癌症统计报告，子宫内膜癌发病率已位列全球女性癌症发病率的第四位。在欧美等发达国家，其发病率早已超越子宫颈癌，成为女性生殖系统恶性肿瘤中的首位。

子宫内膜癌通常发生在女性绝经期前后。随着现代生活方式的变化，尤其是肥胖人群比例的上升，子宫内膜癌的发病率也在逐年增长。

在中国，特别是在经济较为发达的城市和地区，子宫内膜癌的发病率也在逐年攀升，且有越来越年轻化的趋势。

2. 子宫内膜癌的病因是什么?

子宫内膜癌的发病原因至今并不完全清楚。就像其他很多癌症一样，其发生往往是多种因素共同作用的结果，主要与基因变异有关。此外，肥胖、糖尿病和高血压等也是子宫内膜癌发生的危险因素。

按照发病病因的不同，子宫内膜癌主要有两种类型:

- Ⅰ型为雌激素依赖型，多见于相对年轻的患者。当体内雌激素水平较高，且缺乏孕激素拮抗时，就会造成对子宫内膜

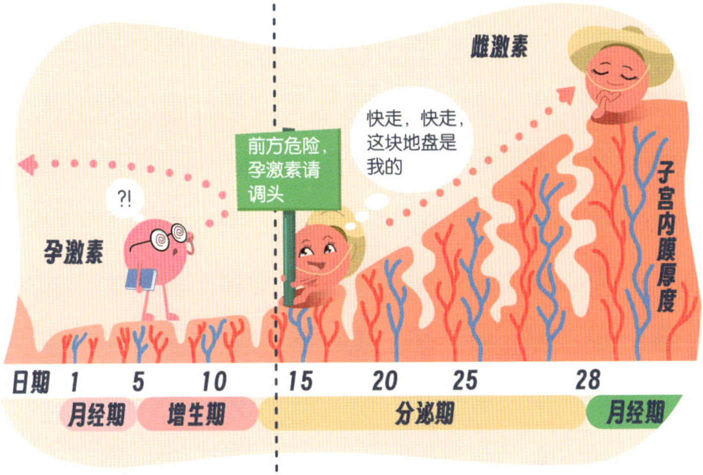

图 4-1　雌、孕激素拮抗

的持续和过度刺激，使子宫内膜不断增生，继而发生不典型增生和癌变。异常的雌激素刺激可能是Ⅰ型子宫内膜癌产生的原因。

- Ⅱ型为非雌激素依赖型，多见于老年女性。这类子宫内膜癌与雌激素的作用尢明确关系，而可能与细胞的基因突变和基因扩增关系密切。

3. 哪些人是子宫内膜癌的高风险人群?

当雌激素持续升高，而孕激素相对缺乏时，有可能引起Ⅰ型子宫内膜癌。因此，任何可能导致雌激素上升或者孕激素下降的因素，都可能增加患子宫内膜癌风险。因此，有以下情况的妇女要高度警惕患子宫内膜癌的可能：

- 肥胖及代谢性疾病（如高血压、高血糖、高血脂）：脂肪细胞可能释放雌激素，对子宫内膜产生长期刺激。代谢异常还可能干扰体内雌孕激素的平衡。

- 长期摄入含有雌激素的药物、补品或保健品：这种外源性的雌激素摄入缺乏相应的孕激素来平衡，可能引起子宫内膜异常增生，进而发生癌变。

- 患有功能性卵巢肿瘤：有些卵巢肿瘤，如卵巢颗粒细胞瘤可以分泌雌激素，故又称为功能性卵巢肿瘤，可使得体内雌激素水平的异常升高，从而刺激子宫内膜异常增生。

- 绝经延迟或多囊卵巢综合征：这些妇女因卵巢排卵功能障碍，出现无排卵性月经（或异常子宫出血）。卵巢无法正常排卵，进而导致体内孕激素的水平不足，使得雌激素水平相对升高，并缺乏孕激素的拮抗。

4. 子宫内膜癌会遗传吗？

关于肿瘤的遗传，需要先了解以下两种基因突变：

- 胚系突变：当特定的基因突变出现在生殖细胞（精子、卵子）中时，由此发育成熟的个体全部细胞都会携带这种基因变异，并有可能传递（遗传）给下一代，称之为胚系突变。这种胚系突变可以是致病的，也可以是非致病的。然而，个体即使携带致病的基因胚系突变，也不是就一定会患病（肿瘤），但这些致病基因携带者在一生中患相关恶性肿瘤的风险是明显增加的。

- 体系突变：基因突变仅出现在肿瘤组织的细胞中，那么这种突变被称为体系突变，只影响个体，不会遗传给后代。

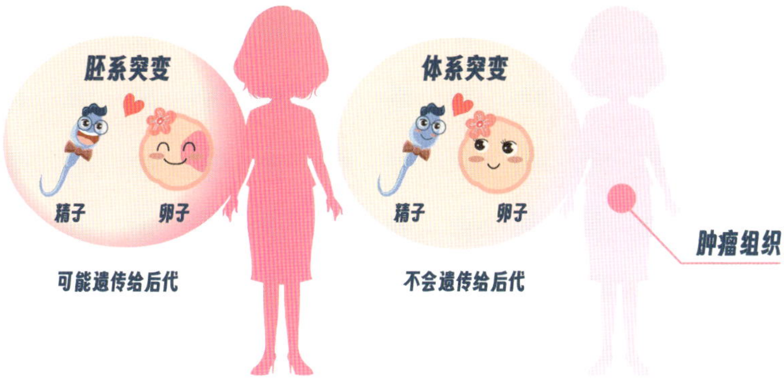

图 4-2 胚系突变 *vs.* 体系突变

据研究发现，大约5%的子宫内膜癌与遗传有关，这些患者的发病年龄通常比非遗传性子宫内膜癌患者的发病年龄年轻10~20岁。并且，她们全身多个器官发生恶性肿瘤的风险都会增高。专家建议对所有子宫内膜癌患者进行遗传性筛查。如果检查发现某些基因表达异常（如*MLH1*、*MSH2*、*MSH6*、*PMS2*）或高度微卫星不稳定性（MSI-H）时，患者应去找医生进行专业的遗传咨询。

此外，家族史也是评估子宫内膜癌风险的重要方面。如果一级亲属（包括父母、子女、兄弟姐妹）或多位二级亲属[如（外）祖父母、叔、伯、姑、姨、舅、（外）祖孙（女）]有子宫内膜癌、结直肠癌或其他林奇综合征相关肿瘤的病史，建议进行遗传咨询，以了解自己的患病风险。

遗传性子宫内膜癌有以下种类：

（1）林奇综合征（Lynch syndrome），也称为遗传性非息肉性结直肠癌，是最常见的遗传性子宫内膜癌类型。这种疾病的发生与一些基因的胚系突变有关（如*MLH1*、*MSH2*、*MSH6*、*PMS2*、*EpCAM*）。林奇综合征女性患者在70岁前患子宫内膜癌和卵巢癌的风险分别为42%~60%和9%~12%，而她们一生中患结直肠癌的风险大约为40%~60%。

（2）除林奇综合征外，其他一些遗传性综合征也可能发生子宫内膜癌，如考恩综合征（*PTEN*基因胚系突变）、利-弗劳梅尼综合征（*TP53*基因胚系突变）等。

5. 子宫内膜癌的发生与生育有关吗？

已有研究表明，那些被不孕或不育困扰，以及未曾生育过的女性，她们罹患子宫内膜癌的概率更高。

每一次的怀孕和分娩（特别是足月妊娠）都能够在一定程度上降低子宫内膜癌的发病风险。如果在较大的年龄还有怀孕或生育史的女性，她们患子宫内膜癌的可能性更低。

这种现象的原因是多方面的：

- 一方面，不孕的原因可能包括肥胖和排卵功能障碍等问题，肥胖可能导致体内雌激素水平异常升高，而排卵功能障碍则可能减少了孕激素的产生，这些都是发生子宫内膜癌的危险因素。

- 另一方面，未生育过的女性可能因为缺乏孕激素的保护作用，使得子宫内膜长期受到无对抗的雌激素影响，从而增加了发生子宫内膜癌的风险。

二、子宫内膜癌的预防

6. 什么是子宫内膜癌的癌前病变？

子宫内膜不典型增生是子宫内膜癌的癌前病变，是指子宫内膜组织非生理性的异常增生，内膜细胞会出现一些异常变化。尽管这些变化还属于良性病变，但如果不进行适当的治疗，这些异常病变有可能继续发展，甚至恶变，故被看作是癌前病变。

子宫内膜增生的程度和类型不同，发展为子宫内膜癌的风险也不尽相同：

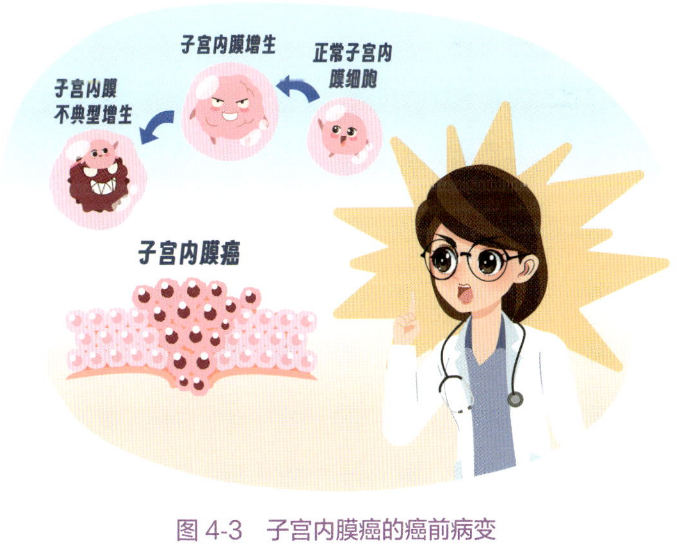

图 4-3　子宫内膜癌的癌前病变

• “子宫内膜增生不伴不典型增生”或“良性子宫内膜增生”：在20年内发展成子宫内膜癌的风险较低，通常<5%。在这些患者中，超过80%的病人在经过一段时间的观察和随访后，可以自行恢复正常。因此，通常不需要治疗，仅定期复查即可。对有症状者，如月经不正常，可给予药物治疗，可以通过口服或局部（带药物的宫内节育环）使用孕激素逆转病变内膜。

• “子宫内膜不典型增生”或“子宫内膜上皮内瘤变”：这种情况才属于子宫内膜的癌前病变，其中14%~30%的病例可能会进展为子宫内膜癌，并且有25%~40%的子宫内膜不典型增生可能同时伴有子宫内膜癌的隐匿存在。

7. 如何及时发现子宫内膜癌的癌前病变？

子宫内膜癌癌前病变的早期识别，对于预防子宫内膜癌具有至关重要的作用。

为了及时发现潜在的风险，女性朋友们需要了解并关注与子宫内膜癌及其癌前病变发生的相关危险因素，如肥胖、糖尿病、多囊卵巢综合征、长期使用雌激素类药物、绝经晚、未生育或原发不孕等。对于高风险人群，定期进行妇科超声检查及宫腔镜检查，利于早期发现、早期诊断。

同时，要留心身体的一些变化，如出现不规则阴道流血、绝经后出血或异常阴道排液等症状，应就医进行以下检查：

• 妇科超声检查：是一种无创性检查手段，能够评估子宫内膜的厚度和子宫情况。如果育龄期女性月经结束后或绝经后妇女做超声检查发现子宫内膜异常增厚的情况，应高度重视，需要进行进一步的检查。

• 子宫内膜病理检查：病理检查是确诊子宫内膜癌癌前病变及子宫内膜癌的金标准，取样方法包括子宫内膜吸取活检、诊断性刮宫、宫腔镜检查及活检等。

• 肿瘤标志物检测：虽然目前没有特异敏感的肿瘤标志物用于子宫内膜癌的早期诊断，但CA125、HE4等肿瘤标志物的升高应引起重视。

• 遗传咨询和基因检测：对于有肿瘤家族史，特别是有遗传性肿瘤综合征家族史的女性，要进行遗传咨询和必要的基因检测。这是评估罹患子宫内膜癌风险的重要方面。

8. 癌前病变应该如何治疗？

如前所述，“子宫内膜不典型增生”或“子宫内膜上皮内瘤变”属于癌前病变，需要根据患者年龄、是否有生育要求等具体情况决定治疗方法。

（1）手术治疗：如果患者年龄较大，已没有生育要求，全子宫切除术是首选治疗方式，建议同时切除双侧输卵管以降低患卵巢癌的风险，而绝经前女性的卵巢是否保留可以根据个体情况来决定。

此外，有以下情况者，要考虑手术治疗：

• 药物治疗后复发。

• 长时间药物治疗后疾病未完全缓解。

• 病变进展为子宫内膜癌。

• 患者无法定期回医院随访。

（2）药物治疗：有生育愿望或不适合手术的患者可以用药物治疗。但必须满足以下条件：强烈要求保留生育功能；年龄不超过45岁；无药物治疗或妊娠禁忌；能遵医嘱按期进行随访复查。

常用的药物治疗包括口服大剂量的醋酸甲地孕酮或醋酸甲羟孕酮，或使用含药物的宫内节育环（如左炔诺孕酮宫内节育系统）。

需要注意的是，子宫内膜不典型增生的药物治疗需要长期用药维持，有较高的复发率，即使治疗后好转，也需要定期随访和药物维持治疗。因此，完成生育后，也可考虑切除子宫。

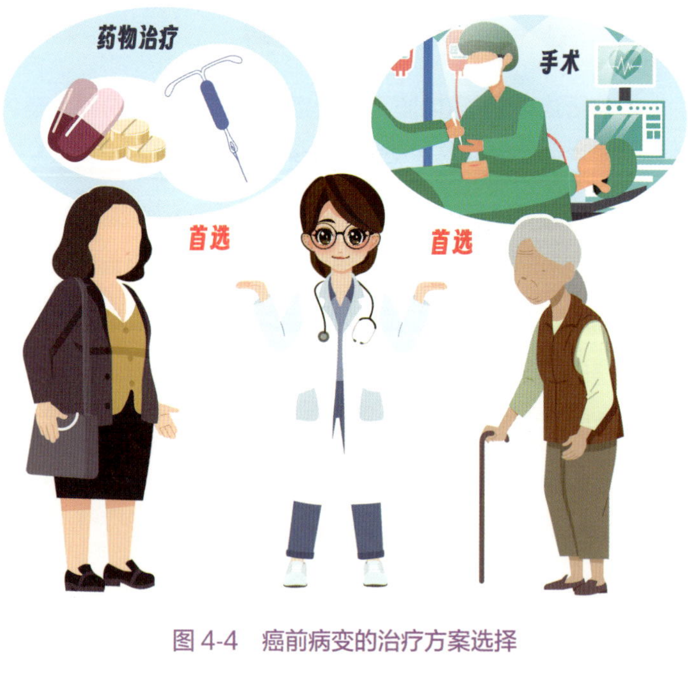

图 4-4　癌前病变的治疗方案选择

9. 癌前病变在什么情况下会向子宫内膜癌发展?

子宫内膜癌癌前病变（主要指子宫内膜不典型增生）本身还不是癌症，但如果不加以重视和处理，确实有可能发展成子宫内膜癌。

如果身体长期只有雌激素的作用，缺乏孕激素来定期“清理”和转化内膜（就像只有油门没有刹车），雌激素会刺激子宫内膜不断生长，最终可能失控癌变。这就是雌激素“一家独大”，缺少孕激素“管束”的后果。

以下这些情况容易导致雌激素“一家独大”，也就是说这些是导致子宫内膜的癌前病变发展为子宫内膜癌的危险因素：

（1）不排卵或很少排卵：最常见于多囊卵巢综合征（PCOS）患者。不排卵，卵巢就不产生孕激素。

（2）肥胖：脂肪组织像个小工厂，能把其他激素转化成雌激素。越胖，尤其是肚子大的（中心性肥胖）女性，体内雌激素水平往往越高。肥胖还常伴随胰岛素抵抗，进一步推高雌激素。

（3）长期不孕或从未生育：怀孕后的高孕激素可以对抗雌激素，让子宫内膜处于萎缩状态（蜕膜化），这是人体抑制子宫内膜癌的天然保护机制。长期不孕（≥3年）或从未生育，就使上述的保护机制打了折扣。

（4）长期补充雌激素，不补充孕激素：绝经后女性如果长期单独补充雌激素进行激素替代治疗（HRT），而没有同时使用足够的孕激素来保护子宫内膜，患子宫内膜癌的风险会显著增加。

（5）患有某些分泌雌激素的肿瘤（如卵巢颗粒细胞瘤）：虽然少见，但也需警惕。

三、子宫内膜癌的表现

10. 子宫内膜癌的早期症状有哪些？

子宫内膜癌的发展过程缓慢而隐匿，但在病变早期，身体也会通过一些信号向我们发出预警，其中最常见是异常阴道出血，可能表现为：

（1）绝经后出血：绝经后的女性，突然又出现阴道流血，可以是少量的褐色或血性分泌物，或者像“又来月经”一样出血，哪怕出现一次也需警惕。

（2）月经异常：既往月经规律的女性，出现月经周期明显延长，或者在两次月经期间又出现阴道流血，或月经淋漓不尽，这些情况有可能是子宫内膜癌的表现，需及时就医检查。

11. 子宫内膜癌的晚期症状有哪些？

当子宫内膜癌发展到晚期时，随着疾病的进展和扩散，身体也会出现以下一些比较明显的不适症状：

- 阴道出血量显著增多，或出现脓血性的阴道排液，若伴有感染，则可能产生恶臭。

- 腹胀：当肿瘤细胞在腹腔内扩散时，腹腔里可能长出腹水，腹水很大量时病人会感到明显的腹胀，严重时进食和喝水都会受到影响，平躺时甚至影响呼吸。如果腹腔内的肿瘤体积较大时，也会引起腹胀的感觉。很多病人出现腹胀时并不会重视，以为是消化不良。

- 腹腔包块：随着病情进展，肿瘤增大突破子宫向盆腔或腹腔扩散，病人甚至可能自己摸到腹部硬块，特别是平躺时。如果肿瘤压迫膀胱或肠道，可能会出现尿频、大小便困难等表现。

- 逐渐加重的疼痛：肿瘤的增大压迫或侵犯神经，或侵犯肠道引起肠梗阻时，会出现明显的疼痛，严重的疼痛服用普通的止痛药物也不能缓解。

- 整体健康状况的恶化：晚期肿瘤的消耗，以及疼痛、腹胀等引起食欲减退，可能使患者身体的体能和一般情况逐渐变差，出现体重下降、乏力和贫血等表现。肿瘤转移到一些重要器官，如肝脏、肺部或骨骼等，也会引起相应的症状，如黄疸、咳嗽、呼吸困难、骨痛等。

12. 子宫内膜癌的症状和哪些疾病相似？该如何区分？

子宫内膜癌的典型症状是异常阴道出血，需要和一些疾病进行区分：

- 功能失调性子宫出血：这是围绝经期女性常见的问题，

是内分泌功能失常等表现，可能表现为经期的延长、经量增多或阴道不规则出血。

- 老年性阴道炎：绝经后女性因为女性激素水平的大幅下降，可能引起阴道黏膜的萎缩、变薄和充血，这可能导致少量阴道出血，或仅表现为血性白带。

- 老年性子宫内膜炎合并宫腔积脓：见于老年女性，可能导致阴道排出脓液或血性分泌物，并可能伴有发热和子宫的增大和软化。

- 子宫内膜息肉或黏膜下子宫肌瘤：可能引起月经过多、经期延长或异常出血。医生可能会采用超声检查、宫腔镜检查，以及在必要时进行组织病理学检查。

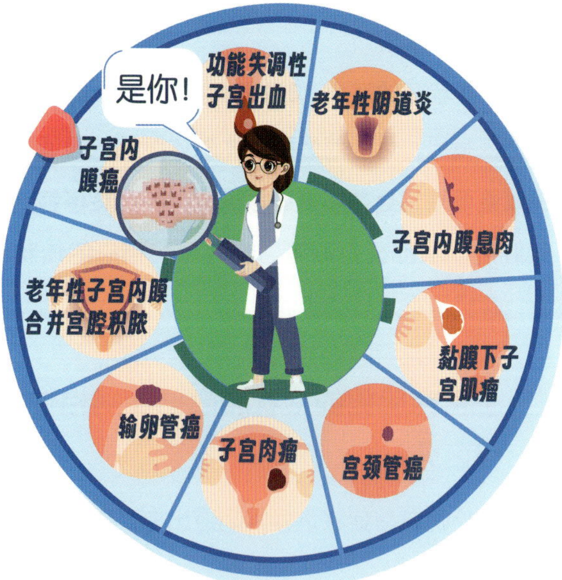

图 4-5　子宫内膜癌的鉴别诊断

• 子宫颈癌、子宫肉瘤及输卵管癌等妇科恶性肿瘤：也可能出现不规则阴道流血和阴道排液。宫颈癌通常HPV（人乳头状瘤病毒）检测阳性；而子宫肉瘤则可能表现为子宫体积的快速增大；输卵管癌可能伴有阵发性阴道排液、阴道出血和腹痛。

为了区分这些疾病，需要做一系列检查，包括妇科体查、彩超检查、宫腔镜检查和病理学检查。对于合并高危因素或绝经后及围绝经期异常出血的女性，应高度警惕和排查子宫内膜癌的可能性。

四、子宫内膜癌的诊断和分期

13. 子宫内膜增厚是怎么回事？

在女性体检的妇科超声检查报告中，常常可以看到一个名词叫“子宫内膜增厚”，是指子宫内膜的厚度超过正常范围。绝经前、后女性身体的激素水平差异较大，因而子宫内膜增厚的原因和表现也有所不同。

（1）绝经前女性：子宫内膜的厚度随着月经周期经历一个自然的循环过程，即“生长—增厚—脱落—变薄”。月经结束后，子宫内膜正常厚度通常在4~6毫米以下。随着卵巢分泌的雌激素作用于子宫内膜，会使其逐渐增厚，直至下一次月经来潮前达到最厚，约为10~14毫米。因此，正常绝经前女性的子宫内膜超过15毫米，通常被认为是子宫内膜增厚。持续出现子宫内膜增厚需要排除是否存在子宫内膜病变。

（2）绝经后女性：女性绝经后由于体内雌激素水平下降，子宫内膜会萎缩，厚度多在5毫米以下。如果绝经后子宫内膜厚度超过5毫米，特别是在出现阴道流血或排液等症状时，必须高度警惕并排查子宫内膜病变。

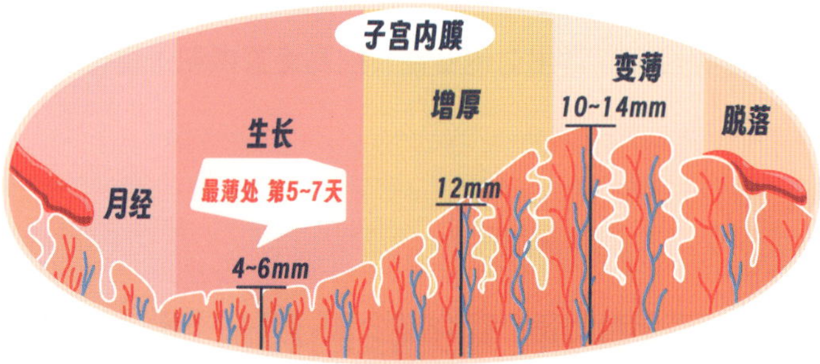

图4-6 子宫内膜的周期性变化（绝经前）

14. 怀疑子宫内膜癌时需要做哪些检查？

当怀疑子宫内膜癌时，医生通常会首先安排两种重要的检查来明确诊断：

（1）B超（超声检查）：B超是一种常用的无创检查，医生通过阴道或腹部的小型探头对子宫和卵巢发送声波，并接收反射回来的声波，从而生成可观察到图像。就像给身体拍个照片一样，不会对身体造成伤害。B超检查可以清楚地看到子宫的大小、形状，还能观察到子宫内膜的厚度。正常情况下，子宫内膜是平整且厚度均匀的，如果B超检查发现子宫内膜明显增厚或者出现异常的肿块，医生会建议进行下一步检查。

（2）宫腔镜检查或诊断性刮宫：如果B超检查发现了可疑的情况，例如宫腔占位或内膜不均匀回声等，医生会建议宫腔镜检查或诊断性刮宫，在子宫腔内刮取一些子宫内膜的组织样本，样本被送到病理科进行一系列的处理后制成病理切片，病理医生会在显微镜下仔细观察切片，寻找任何可能的异常迹象。

病理检查结果对于确诊子宫内膜癌非常关键，也是制订后续治疗方案的重要依据。

15. 怀疑子宫内膜癌时该做MRI还是做CT更好？

磁共振（MRI）和计算机断层扫描（CT）是两种常用的影像学检查方法，各有利弊。MRI对软组织的分辨率较高，也就是说它能够清晰地显示子宫和周围组织的情况，包括淋巴结的情况。而CT检查扫描速度快，更适合查看远处淋巴结以及胸部，特别是肺的情况。在某些情况下，医生还会建议做PET/MRI检查，对于评估病情有更好的作用。

（1）磁共振（MRI）检查：MRI成像能清晰地看到子宫的大小、位置，子宫肌层的情况，能很好地观察子宫内膜的厚度，子宫内膜是否有病变，病灶的大小、在宫腔内的具体位置、以及病灶是否侵犯到子宫肌层（子宫壁）或其他邻近器官（如宫颈、卵巢、膀胱或直肠等）。对于观察子宫病变，MRI检查的准确性比CT更高。但其缺点是检查时间相对较长，如果体内有金属植入物（比如心脏起搏器、金属支架或金属避孕环等）的人，不能做MRI检查。

（2）计算机断层扫描（CT）检查：对怀疑子宫内膜病变的女性，医生开立CT检查主要用于检查盆腔以外的器官的转移情况。对比MRI，CT检查的优点在于检查速度快，费用也更便宜。但CT检查对于观察子宫病变并不理想。因此，在临床上，医生会根据具体情况和检查目的选择合适的检查方法，包括联合使用MRI和CT，以获得更全面的信息。

16. 子宫内膜癌有没有特殊的肿瘤标志物？

肿瘤标志物是与肿瘤的发生发展相关的一些指标，可以在血液、尿液等样本中检测出来，用于帮助诊断、判断病情、评估疗效等。子宫内膜癌没有特异的肿瘤标志物，但检测血液中的CA125、CA199、CA153、CEA 和HE4等，在子宫内膜癌的诊断和病情监测中可以提供一定的参考价值：

（1）CA125：正常情况下，女性血液中的 CA125水平相对较低，子宫内膜癌患者的CA125可能升高，尤其是在疾病晚期或有转移的情况下。但CA125并非子宫内膜癌的特异性标志物，在卵巢癌中升高更明显。并且，在月经期、怀孕、等生理情况时，以及一些非恶性疾病（如子宫内膜异位症）中也可能轻度升高。

（2）CA199：CA199是胰腺癌等消化道肿瘤的常用标志物。子宫内膜癌患者也可能出现CA199升高，并可能与肿瘤的侵袭性和预后有关。

（3）CEA：是一种胚胎性抗原，在正常成人组织中含量很低，常用于肠道肿瘤和乳腺癌等的诊断和监测。CEA在子宫内膜癌患者中可能出现轻度升高，但它的敏感性和特异性均较低，不能作为主要的诊断标志物。

（4）CA153：被认为是乳腺癌的“信号灯”，在部分子宫内膜癌患者中也可能检测到升高。

（5）人附睾蛋白4（HE4）：通常卵巢癌患者会升高。部分子宫内膜癌患者中也可能有异常升高。需要注意的是，HE4的正常值与年龄相关，不同年龄有不同的正常值范围。

总之，这些肿瘤标志物对于子宫内膜癌诊断的敏感性和特异性不足，更不能作为早期诊断的依据。

17. 如何确诊子宫内膜癌？

病理检查是确诊子宫内膜癌的金标准，以下是获得子宫内膜病理标本的常用方法：

（1）诊断性刮宫：是一种妇科的小手术，通常在门诊手术室完成。医生用一种特殊的器械（吸取器或刮匙）经阴道和宫颈放入子宫腔，吸取或刮取子宫内膜组织送病理检查。

（2）子宫内膜吸取活检：可在门诊完成的操作，医生将一根特殊的负压管经阴道和宫颈伸入宫腔，吸取子宫内膜样本送病理检查。

（3）宫腔镜检查：需要特殊的宫腔镜检查设备，可在门诊手术室完成。医生将一个带有光源和摄像头的细管伸入子宫腔内，可以直接看到子宫腔内的情况，发现更小的宫内膜病灶，并且可以在直视下钳取可疑病变处组织送检病理检查。通常是

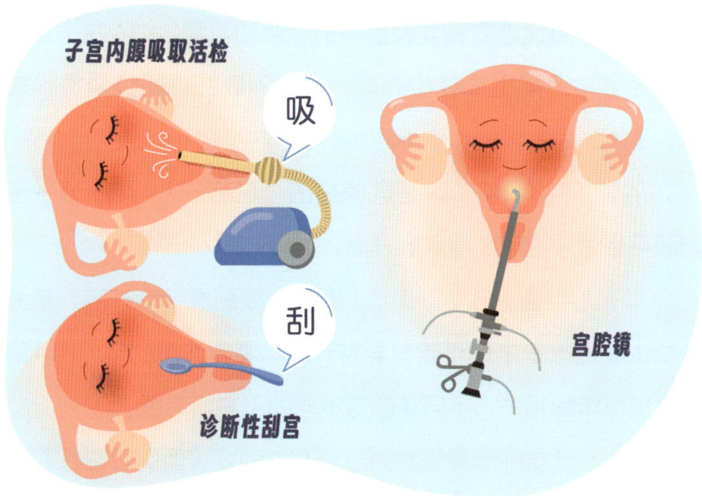

图 4-7　子宫内膜的病理活检取样

在影像学检查没有发现明显子宫腔内病灶，或诊断性刮宫阴性，但仍不能排除宫内膜病变的情况下，医生会建议宫腔镜检查。检查费用相对较高。

18. 如何划分早期和晚期子宫内膜癌？

早期和晚期子宫内膜癌最主要的区别在于肿瘤是局限在子宫，还是已经出现了子宫外的扩散和转移。

（1）早期子宫内膜癌：可以出现前述的症状，也可能没有任何特殊的表现。医生进行妇科体查时通常也没有异常的发现。因此，需要借助影像学检查，如B超、MRI等。如果影像学检查发现肿瘤病灶局限在子宫，没有发生子宫以外的播散或远处转移，这表明是早期阶段。

（2）晚期子宫内膜癌：晚期子宫内膜癌是指肿瘤发生了

子宫以外、甚至是盆腔以外的转移。子宫内膜癌的准确分期需要在进行全面的手术以后，根据术后的病理报告才能明确肿瘤的范围和最终的分期。当然，如果影像学检查已经发现有明确的远处转移灶，如发现了肺转移，这种情况不需要进行手术分期，手术也不是首选的治疗方法。

19. 子宫内膜癌有哪些病理类型?

子宫内膜样腺癌是子宫内膜癌最常见的病理类型，除此之外还有一些相对少见的病理类型。病理类型是帮助判断预后和指导治疗的重要依据。

（1）子宫内膜样腺癌：约占所有子宫内膜癌的 60%~70%。按照肿瘤的分化程度可分为高、中和低分化，分化程度越高，恶性程度相对越低。这种病理类型预后相对较好。

（2）其他类型：浆液性癌占 10%~15%，；透明细胞癌占5%~10%；此外还有黏液性癌、癌肉瘤、未分化癌、中肾样腺癌等。这些病理类型虽然少见，但容易出现复发转移，即使早期也可能短期内复发，预后相对较差。

20. 子宫内膜癌的分子分型是怎么回事?

子宫内膜癌的分子分型是通过检测癌细胞的基因特征来进行分类的方法。既往医生主要通过分期和病理类型来判断子宫内膜癌患者的预后，并制定相应的治疗方案。但随着精准医疗的发展，研究发现可以基于不同的分子特征将子宫内膜癌分成不同的类型，这就是分子分型。分子分型可以帮助医生更准确

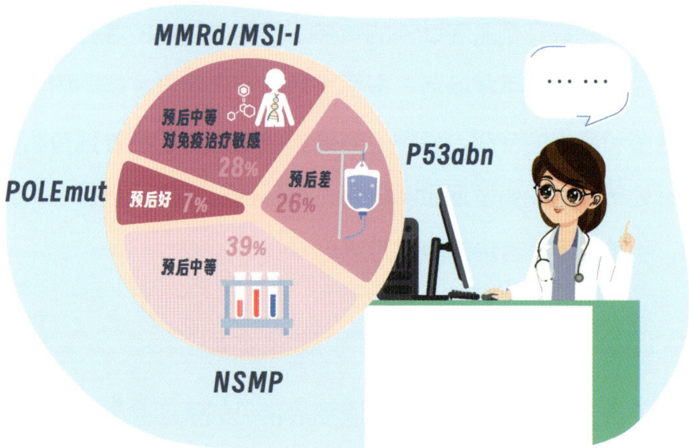
MMRd/MSI-I
预后中等
对免疫治疗敏感
28%
P53abn
预后差
26%
POLEmut
预后好 7%
39%
预后中等
NSMP
…… ……

图 4-8　子宫内膜癌的分子分型

地判断预后，并制定个体化的治疗方案。因此，推荐对所有子宫内膜癌的患者进行分子分型检测，包括病理免疫组化检查和基因检测。

目前子宫内膜癌主要有以下四种分子分型：

（1）POLE超突变型（*POLE*mut）：占所有子宫内膜癌的7%左右。这类肿瘤的特点是形态可能看起来很严重，甚至发生淋巴结转移，但实际上预后非常好，治疗后很少复发或转移。早期患者在手术后不需要再辅助放化疗。

（2）微卫星不稳定型（MSI-H）：也称为错配修复系统缺陷（MMRd）型，约占子宫内膜癌的28%，可能与遗传性子宫内膜癌（如林奇综合征）有关。这种类型预后中等，但对免疫检查点抑制剂的药物治疗很敏感。

（3）p53异常型（*p53*abn）：又称为高拷贝数型，以抑癌基因*p53*突变为主要特征，约占子宫内膜癌的26%。这种类型预后最差，病理类型多为浆液性癌或低分化子宫内膜样腺癌，容易复发转移，早期病例术后通常需要补充放化疗。

（4）无特异分子特征型（NSMP）：也称为低拷贝数型，约占全部子宫内膜癌的39%，无上述特征性突变和异常者归入此类。这种类型预后中等，病理类型多为子宫内膜样腺癌，对内分泌治疗可能有一定反应。

五、子宫内膜癌的手术治疗

21. 子宫内膜癌的首选治疗方法是什么？

子宫内膜癌首选的治疗方法是手术，手术是子宫内膜癌治疗的“基石”。早期子宫内膜癌的治愈率很高，而且往往仅需要手术就能治愈。即使肿瘤已经扩散到其他部位，手术也可以最大程度的去除肿瘤负荷，为后续的放疗、化疗和免疫治疗等提供支持。早期子宫内膜癌的手术包括：

（1）全子宫切除术：因为子宫内膜癌的主要病变部位在子宫内膜，因此对于绝大部分患者来说都需要手术切除子宫。很早期的子宫内膜样腺癌患者，如有强烈的生育愿望，在满足一些条件的情况下，可以在妇科肿瘤专科医生的指导下给予保守的内分泌治疗，鼓励达到完全缓解后积极尝试怀孕生育，待完成生育后再切除子宫。

（2）双侧附件切除术：因为癌细胞有可能通过两侧的输卵

管和卵巢向盆腹腔扩散，并且卵巢分泌的雌激素对子宫内膜的异常增生有一定的促进作用，所以医生通常会建议在切除子宫的同时一并切除双侧附件。但对于年轻（小于45周岁）、高分化或中分化的子宫内膜样腺癌患者，特别是分子分型为非*p53*异常型的，可以和医生充分讨论后选择保留卵巢。

（3）淋巴结清扫或前哨淋巴结示踪活检术：包括切除盆腔和腹主动脉旁的淋巴结，或仅切除前哨淋巴结，通过病理检查明确淋巴结是否有癌细胞转移，以确定分期，并指导术后辅助治疗。

（4）其他可能的手术范围：对于一些高危患者（如病理类型为癌肉瘤、透明细胞癌等），或术前影像学已经提示伴有子宫外扩散和盆腹腔转移的晚期患者，术中可能还需要切除大网膜或盆腹腔内其他转移部位的肿瘤等，以彻底清除癌细胞。

22. 子宫内膜癌适合做微创腔镜手术吗？

微创（包括腹腔镜和机器人辅助下的腹腔镜）手术因其切口创伤较小、住院时间较短等优点在肿瘤治疗中的作用越来越受到推崇。但并非所有的子宫内膜癌患者都适合做微创腔镜手术！

对于早期子宫内膜癌患者，腔镜手术是标准的手术方式。研究发现早期子宫内膜癌患者接受腔镜手术的治疗效果与开腹手术相当。但是，当子宫体积较大或子宫腔内肿瘤较大时，腔镜手术完整取出切除的子宫标本较困难，这时候开腹手术可以更好地避免肿瘤播散，是更安全的选择。

腔镜手术在肥胖患者中具有一定的优势。微创手术可以更清晰地显示肥胖患者盆腹腔术野，有利于手术操作的进行，也可能减少术后并发症（如术口脂肪液化、感染等）的发生。合并糖尿病的患者手术伤口更容易出现愈合延迟和感染的问题，采用微创手术也有利于减少这一类的并发症。

晚期子宫内膜癌患者的手术通常要涉及较大范围，特别是上腹部的手术（如大网膜切除、部分肠道切除等），通常需要进行开腹手术，能够更彻底地切除肿瘤，达到完全切除所有肉眼可见肿瘤的满意减瘤目的。

因此，在选择手术方法时，首先要考虑的是手术的安全性和治疗效果。在保证肿瘤治疗效果的前提下，才考虑选择更美观和腹壁创伤小的腔镜手术。

六、子宫内膜癌的药物治疗

23. 患了子宫内膜癌，哪些情况需要化疗?

化疗是子宫内膜癌重要的辅助治疗手段，主要用于以下几种情况：

（1）手术后的辅助化疗：术后辅助化疗的目的是消灭手术后可能残留的肿瘤细胞（通常是肉眼不能发现的），以降低复发风险。主要用于术后病理提示有以下危险因素的病人：高危病理类型（低分化子宫内膜样癌、透明细胞癌、浆液性癌、癌

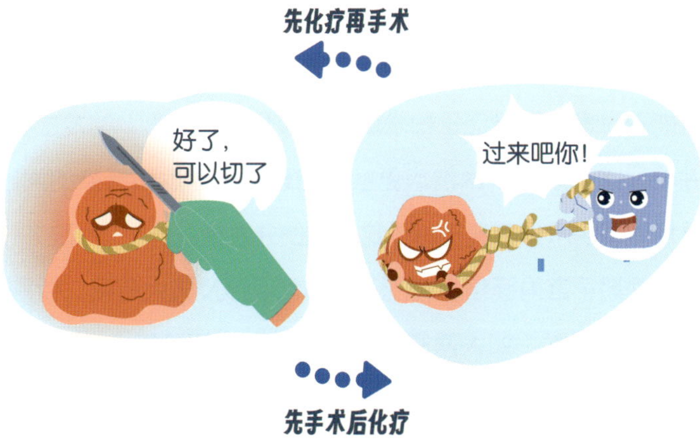

图 4-9　手术前后的辅助化疗

肉瘤等）、子宫肿瘤侵犯肌层较深、有广泛脉管受累（LVSI）、有淋巴结转移、有腹膜转移或远处转移等。

（2）手术前的辅助化疗：手术前的化疗又称为新辅助化疗，是针对较晚期的病人给予的一种治疗，其目的是缩小或减少肿瘤，使原本无法切除的肿瘤变为可切除或可切净，从而提高总体治疗效果。

（3）晚期（有远处转移）或复发子宫内膜癌的化疗：对于已有远处转移和复发的子宫内膜癌患者，化疗是主要的治疗手段之一，化疗目的是控制病情进展，缓解症状，延长生存期。有一少部分这类患者对化疗非常敏感，化疗后可能达到长期缓解，甚至治愈。

24. 子宫内膜癌的首选化疗方案是什么？

子宫内膜癌的首选化疗方案是紫杉醇联合卡铂（简称TC

方案），无论是术后的辅助化疗、术前的新辅助化疗，还是晚期和复发阶段的化疗，都是以TC方案为基础。这一方案的疗效显著且副作用可控，是目前治疗子宫内膜癌的标准方案。医生会根据病人的年龄、身高、体重和化验血的肌酐值，来计算每个患者的用药剂量。

除了首选TC方案，其他一些药物和方案，如蒽环类药物、顺铂等也会在某些情况下被考虑选择。

25. 化疗期间需要注意什么？

化疗期间需要注意很多方面，包括饮食、生活方式、身体护理以及心理调适等，了解这些注意事项可以帮助患者更好地完成化疗：

（1）食物种类选择：建议选择高蛋白、高热量、低脂肪、易消化的食物。优质蛋白的来源包括鱼、虾、鸡蛋、瘦肉、豆类和奶制品。可以适当增加谷物、坚果等食物的摄入量，并适当减少脂肪摄入，有助于减轻消化系统的负担。建议选择容易消化的食物，如粥、汤、蒸蛋等，避免油腻、辛辣和粗糙的食物。

（2）少食多餐：化疗期间可能会出现恶心、呕吐等胃肠道反应，少食多餐可以减轻这些不适。可以将原本每天的进食总量分成6~8次进食，每次少量。

（3）多喝水：化疗药物多数经肝、肾代谢后通过尿液和粪便排出体外，多喝水可以加速药物排泄，减少其对正常细胞的伤害。建议化疗期间每天饮水量2 000~3 000毫升。

（4）生活方式：化疗会降低白细胞数量，增加感染风险。应注意个人卫生，勤洗手，避免去人群密集的地方。化疗可能导致口腔黏膜干燥甚至溃疡，建议使用软毛牙刷，可使用生理盐水漱口，避免使用含酒精的漱口水。适当的运动可以增强体质，改善心情。保证充足的睡眠，避免熬夜，也有助于身体恢复。

（5）心理调适：化疗期间可能会出现情绪低落、焦虑等不良心境。应多与家人、朋友相处交流，多听轻松快乐的音乐歌曲，保持积极乐观的心态，必要时可以寻求心理医生的帮助。

（6）定期监测和注意化疗的毒副反应：应严格按照医嘱进行化疗，化疗期间应每周复查1~2次血常规，每3周复查肝肾功能等指标。了解可能出现的近期和远期化疗副作用，并学习如何管理这些副作用，必要时及时就诊咨询医生，及时处理副作用，从而更安全、更顺利地完成化疗，有助于提高治疗效果。

26. 子宫内膜癌的免疫治疗药物有哪些？

免疫治疗是一种通过“唤醒”或激活人体免疫系统来攻击肿瘤细胞的治疗方法。目前可用于晚期或复发子宫内膜癌的免疫治疗药物主要是免疫检查点抑制剂，包括PD-1抗体和PD-L1抗体，通过解除肿瘤细胞对机体免疫细胞功能的抑制，从而发挥抗肿瘤效应。国内外已有多种此类上市药物获批治疗子宫内膜癌的适应证，包括帕博利珠单抗、纳武利尤单抗、度伐利尤单抗、贝莫苏拜单抗、信迪利单抗、卡瑞利珠单抗和阿替利珠单抗。需要特别注意以下三点问题：

（1）不是所有的PD-1抗体都对子宫内膜癌具有相同的效果，这些生物药不一定能相互替代，药物名称也不一样，这一点与传统的化学药物不同，不同厂家生产的同一化学药物只要化学结构式相同，药物的效果就基本相同，药物的化学名称也是相同的，只是商品名不同而已。

（2）子宫内膜癌患者有不同的个体情况（如分子检测是否有MSI-H），处在不同的疾病阶段（是初始治疗还是复发后的治疗），指南所推荐的免疫检查点抑制剂的具体药物、是否联合用药，以及推荐的力度是不一样的。

（3）子宫内膜癌的免疫治疗目前特指免疫检查点抑制剂的治疗，而且只包括了PD-1抗体和PD-L1抗体，是抗PD-1和

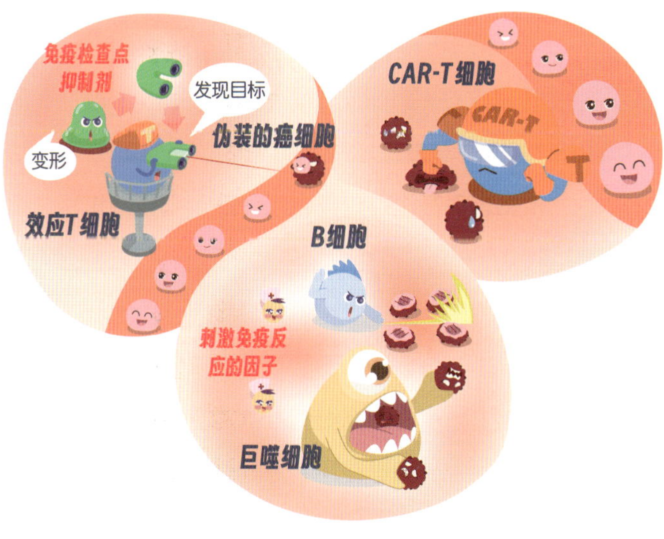

图 4-10　抗肿瘤免疫治疗

PD-L1的靶向抗肿瘤治疗，并不是我们说的一般意义上的“提高免疫力”，有的病人把免疫治疗当“补品”，并且认为免疫治疗没有副作用，这种认识是非常错误的。因为抗肿瘤免疫治疗不但有副作用，有的副作用还比较严重。

27. 什么情况下子宫内膜癌需要做免疫治疗？

目前，在子宫内膜癌的治疗中，免疫检查点抑制剂主要应用于晚期和复发患者，早期子宫内膜癌不需要用免疫治疗。医生需要根据分子检测结果决定具体用药方案。

28. 子宫内膜癌的免疫治疗一般要做多久？

子宫内膜癌免疫治疗的持续时间因多种因素而异，包括患者的个体情况、肿瘤的分子特征（如MSI-H/dMMR状态）、所使用的治疗方案以及治疗反应等。但并不是使用时间越长越好。目前通常建议在疾病缓解后再持续使用24个月，或者直到肿瘤又开始进展/复发或出现不可耐受的毒性。在实际情况中，医生会根据患者在治疗过程中的疗效及副作用进行个体化的调整。

29. 子宫内膜癌靶向治疗的药物有哪些？

通过精准定位子宫内膜癌细胞上的特定分子靶点，使用特定药物来阻断肿瘤生长和生存所必需的信号通路，从而有效抑制子宫内膜癌细胞的增殖和扩散。相较于传统的化疗，靶向治疗的优势在于其高度的选择性，能够最大限度地减少对正常细

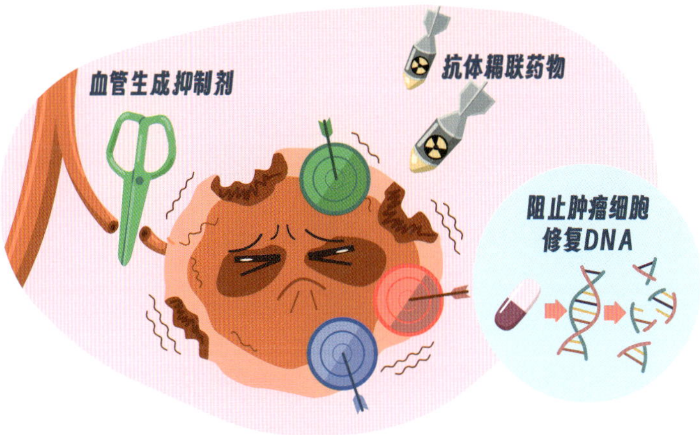

图 4-11 抗肿瘤靶向药物

胞的影响。因此，患者承受的副作用通常较为温和。

前述的免疫治疗其实也是一种抗肿瘤靶向治疗。其他的抗肿瘤靶向治疗药物种类很多，包括血管生成抑制剂、抗体耦联药物、PI3K/AKT/mTOR通路抑制剂、CDK4/6抑制剂、PARP抑制剂等，其他还有靶向*NTRK*基因融合阳性的药物等。这些药物的选择需要根据患者肿瘤的分子特征（如HER2表达状态、MSI状态、*PIK3CA*突变与否等）进行个体化决策。

30. 什么情况下子宫内膜癌需要做靶向治疗？

子宫内膜癌的靶向治疗适用于晚期或复发转移患者的后线治疗，通常需要检测特定靶点的表达情况，如HER2表达、微卫星状态或错配修复状态等。选择哪种靶向药物，需要根据肿瘤的分子特性和患者的具体情况确定。例如，HER2过表达的晚期或复发子宫内膜癌可使用曲妥珠单抗治疗；对肿瘤基因检测有同源重组修复缺陷的子宫内膜癌患者，可使用PARP抑制剂如奥拉帕利治疗。

七、子宫内膜癌的其他治疗方法

31. 什么情况下子宫内膜癌需要做放射治疗？

子宫内膜癌需要做放射治疗的情况主要有以下三种：

（1）术后辅助放疗：子宫内膜癌患者做完手术后，医生会根据手术分期结合分子分型，以及其他的临床病理因素，建议进行辅助放疗，目的是“打扫战场”，即消灭局部可能残留的癌细胞，防止癌症复发。这些因素包括：

- 患者年龄超过60岁。
- 肿瘤细胞分化差，病理类型恶性程度高。
- 肿瘤已经“钻”到子宫肌层很深的地方，即深肌层浸润。
- 肿瘤侵犯了宫颈。
- 肿瘤细胞已经“跑”到了淋巴血管间隙（广泛脉管内癌栓，LVSI）。
- 肿瘤已经扩散到子宫外的盆腔器官组织，如卵巢、输卵管、膀胱、直肠等邻近器官。
- 区域淋巴结有癌细胞转移。

（2）根治性放疗：一些患者因为合并有严重内科疾病，如严重的高血压、心脏病、糖尿病等，不能耐受手术，可进行全量放疗。

（3）姑息性放疗：如果癌症已经复发或者扩散，而手术也无法切除复发和转移的病灶，放疗可以用来缓解症状，并改善生活质量。

- 局灶复发的放疗：如果复发的部位以前没有做过放疗，可以用放疗来控制。

- 转移灶的放疗：如果转移病灶是孤立或数量不多的，也可以用放疗来控制。如骨转移、脑转移的放疗，放疗可以缓解症状，如减轻疼痛和阴道出血等。

32. 外照射和后装放疗有什么区别？

子宫内膜癌的放疗方式包括外照射和后装放疗，主要区别在于照射方式、照射范围、副作用和适用情况不同。

（1）外照射放疗：

- 利用高能射线，从体外精准瞄准体内的肿瘤区域，主要

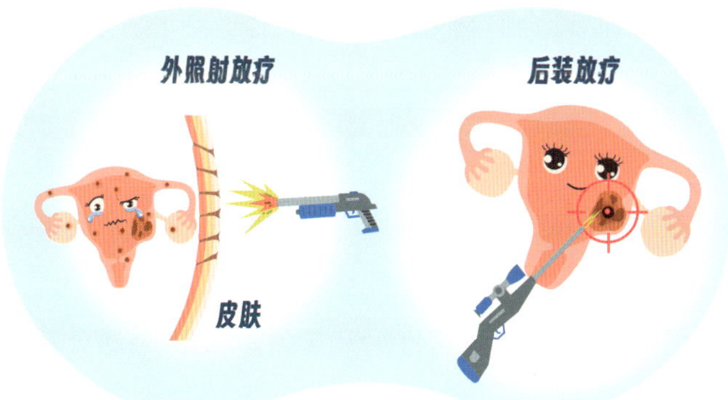

图 4-12　外照射放疗与后装放疗

针对盆腔区域，包括肿瘤可能扩散的区域，如盆腔淋巴结区域等。

• 通常用于具有高复发风险特征的子宫内膜癌患者术后的辅助治疗，治疗的剂量和周期根据患者的具体情况而定，通常每天照射1次，整个疗程大约持续5~6周。

• 通过采用三维适型或调强放疗的新技术，可以减少对周围正常组织的损伤。

（2）后装放疗：

• 采用特定装置（施源器）将放射源放置在阴道内或宫腔内，以便对肿瘤区域进行集中的高剂量照射。后装放疗可以单独应用，或者作为外照射的补充。

• 主要用于照射阴道、宫颈和宫腔，通常每周照射1~2次，共3~5次。

• 能够使阴道和子宫局部的照射剂量提高，而显著减少对周围正常组织的损伤。

33. 放射治疗期间需要注意什么？

放射治疗也会带来副作用，引起一些并发症，如放射性肠炎（表现为腹泻、便血等）、放射性膀胱炎（表现为血尿、尿频、尿痛等），以及放射性阴道炎（可表现为性交疼痛、阴道流血、阴道粘连狭窄等）。

为了最大程度减少放射治疗引起的副作用，在放疗期间需要注意以下几点：

（1）饮食方面：多吃高蛋白食物，蛋白质有助于修复放疗时受损组织，可以多吃鸡蛋、牛奶、瘦肉、鱼、豆类、坚果等，需避免油腻、辛辣和高纤维的食物，放疗对肠道的影响较大，需要避免肠道刺激性食物。

（2）皮肤护理：放疗会使皮肤变得敏感，容易发红、干燥甚至脱皮，要避免使用刺激性护肤品，不要在照射区域贴胶布或使用化妆品。避免阳光直射，照射区域的皮肤对阳光更敏感，外出时要穿长袖衣服或使用防晒霜。保持皮肤清洁干燥，轻轻清洗照射区域，避免用力搓洗。

（3）心理和生活：保持良好的心态，放疗可能会让人感到疲劳和情绪低落，要尽量保持乐观，多和家人朋友沟通。要保证足够的休息，适当活动，比如散步，有助于保持体力和精神状态。有任何不适或疑问，及时和医生沟通。

总之，放疗期间要注意饮食、皮肤护理和身体的不适反应，保持积极的心态，同时密切配合医生的治疗和建议。

34. 子宫内膜癌能用内分泌药物治疗吗？

内分泌治疗是子宫内膜癌的治疗手段之一，但不是对所有患者都适用，具体要根据病情、患者的年龄和生育需求等因素共同决定。以下是几种常见的内分泌治疗药物和适应人群：

（1）孕激素：孕激素是子宫内膜癌内分泌治疗的主要药物，可以抑制和延缓肿瘤细胞生长，甚至可以让部分早期患者的病变完全逆转。

• 适用人群：常用于早期、高分化子宫内膜样腺癌，还没有发生肌层侵犯，年轻且希望保留生育功能的患者。也用于晚

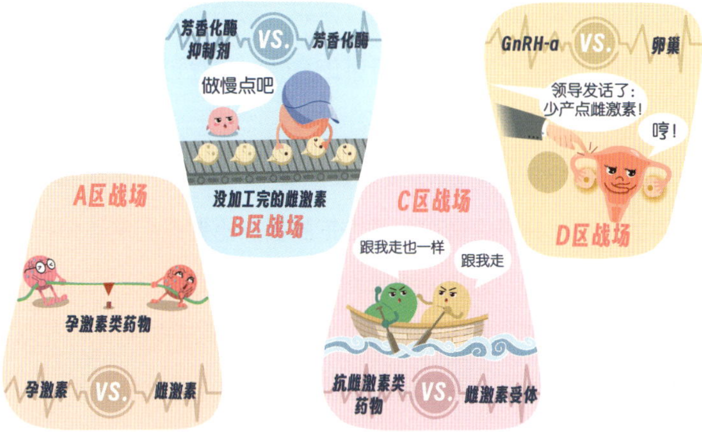

图 4-13　内分泌药物的治疗

期患者的姑息治疗，可以改善患者食欲，增加体重。

- 常用药物：醋酸甲地孕酮、醋酸甲羟孕酮等。

（2）芳香化酶抑制剂：这类药物可以减少体内雌激素的产生，从而抑制癌细胞生长。

- 适用人群：适用于不能手术或复发的患者，
- 常用药物：阿那曲唑、来曲唑等。

（3）抗雌激素类药物：通过与雌激素受体结合，阻止雌激素发挥作用。如他莫昔芬、阿佐昔芬、氟维司群等。

（4）促性腺激素释放激素激动剂（GnRH-a）：通过抑制卵巢分泌雌激素来减缓癌症进展。

- 适用人群：适用于尚未绝经、卵巢仍有分泌激素功能的复发患者，或无法手术的患者。
- 常用药物：戈舍瑞林、亮丙瑞林等。

35. 吃中药可以治疗子宫内膜癌吗？

在祖国医学中，子宫内膜癌被归类于“崩漏”“五色带下”“石瘕”和“癥瘕”等病证。中医中药有助于患者身体调理和症状缓解，但目前并不是子宫内膜癌的治疗手段。

中药治疗作为综合治疗的一部分，遵循扶正祛邪的原则，通过辨证施治，帮助减轻放化疗的副作用，改善患者的食欲、睡眠和精神状态，改善生活质量，帮助患者更好地耐受和完成必要的治疗。

中医药需要在专业中医师的指导下使用，因为每个人的体质和病情不同，需要“对症下药”。并且，中药也是有毒副作用的。中医药也不能替代手术、化疗和放疗等西医治疗手段，因为后者是经过临床实践检验的能达到治愈目标的标准治疗。

八、子宫内膜癌与生育

36. 患了子宫内膜癌还有怀孕的机会吗？

子宫内膜癌的标准手术治疗是要切除全子宫的，切除子宫后就永久丧失了生育能力。

然而，对于早期子宫内膜癌患者，如果患者年轻，有强烈的生育愿望，子宫内膜癌为分化良好的类型，没有遗传性肿瘤背景，医生可以考虑为患者实施保留生育功能的治疗方法。但这种治疗有一定的风险，需要严格的评估和监测。

37. 子宫内膜癌保留生育功能需要满足什么条件？

在考虑进行保育治疗前，医生会进行全面评估，包括详细了解患者的病史、月经史、婚育史、家族史，以及是否有高血压、糖尿病、高脂血症等合并症，还有肥胖症和血栓风险。同时，还会评估卵巢的功能，并对有遗传性肿瘤风险的患者进行遗传咨询。保留生育功能的治疗仅适用于很早期的子宫内膜样腺癌患者，且需要多学科综合评估和严格随访。子宫内膜癌保留生育功能治疗的条件包括：

（1）患者自身条件

- 年龄≤40 岁。
- 患者有强烈的保留生育功能的意愿。

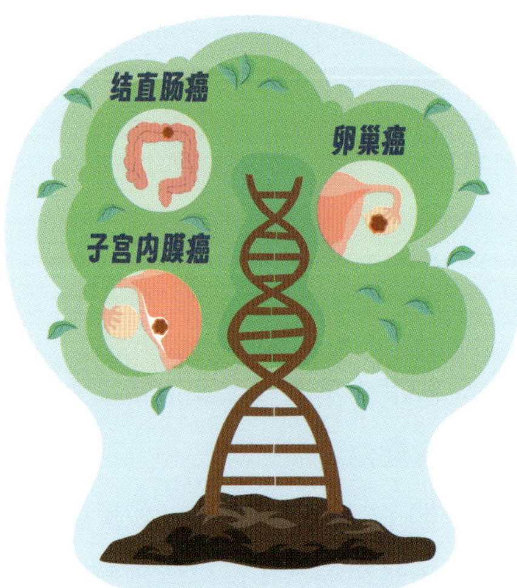

图 4-14 Lynch 综合征

• 无孕激素药物治疗的禁忌证或妊娠的禁忌证，如严重内科疾病、血栓风险等。

• 患者对治疗有良好的依从性，能够接受定期随访和多次宫腔镜检查。

（2）肿瘤情况

• 肿瘤病理类型必须是分化好的子宫内膜样腺癌。

• 影像学MRI或超声检查显示病变局限于子宫内膜层，无肌层浸润，且无子宫外转移表现。

• 没有合并其他生殖系统恶性肿瘤

• 建议进行基因检测和遗传咨询，排除肿瘤为预后不良的分子分型（如*p53*突变型）和遗传性肿瘤综合征（如Lynch综合征等）。

38. 保留生育功能的治疗方法是什么？

（1）内分泌药物的治疗：这是保留生育功能的主要治疗方法。包括高效孕激素药物，如醋酸甲地孕酮、醋酸甲羟孕酮或左炔诺孕酮宫内节育系统（LNG-IUS），有时还会联合使用促性腺激素释放激素激动剂（GnRH-a）或来曲唑等药物。

（2）宫腔镜手术：在某些情况下，医生会采用宫腔镜在直视下电切切除子宫内膜的肿瘤，通常是配合药物治疗。

（3）体重管理：在治疗期间患者需要控制体重，因为肥胖会影响肿瘤的治疗效果，也会影响受孕。除控制饮食、合理运动外，必要时还需要在医生指导下用药治疗，如降血糖、降血脂治疗。

（4）定期监测：每3~6个月进行超声检查和宫腔镜检查，以及子宫内膜活检，评估病变是否好转。如果药物治疗6个月后病变无好转甚或加重，需要多学科会诊决定是否继续保育治疗，必要时调整治疗方案或考虑进行子宫切除。

在肿瘤消退后，医生会指导患者尽快尝试怀孕，或使用辅助生殖技术。完成生育或在治疗后定期监测中发现疾病进展时，可能需要进一步的手术治疗。

39. 患了子宫内膜癌能保留卵巢吗?

研究表明，在经过严格评估筛选的早期子宫内膜癌患者中，卵巢转移的风险极低，不到1%，因此，对于年轻的子宫内膜癌患者，如果满足以下条件，手术时可以保留卵巢，但建议同时切除双侧输卵管：

- 局限于子宫内膜层或浅肌层的高分化子宫内膜样癌（G1）。
- 没有发现卵巢异常或子宫外的扩散。
- 没有遗传性肿瘤家族史，例如Lynch综合征或遗传性乳

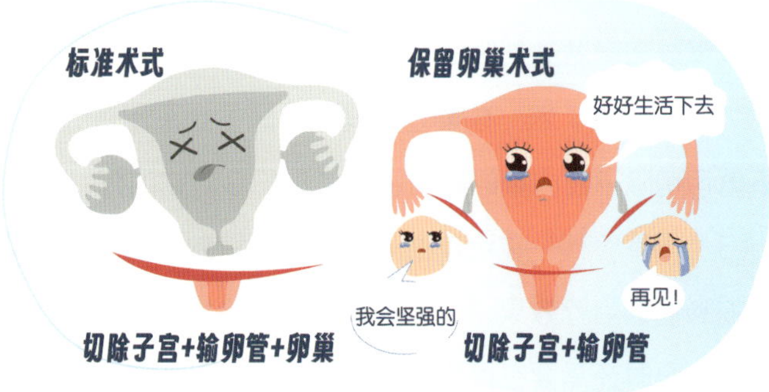

图 4-15　子宫内膜癌的手术

腺癌和卵巢癌综合征。建议手术前进行遗传基因的检测，如果发现*BRCA*基因胚系致病性突变，不建议保留卵巢。

40. 子宫内膜癌患者保留生育功能有风险吗?

子宫内膜癌保留生育功能的治疗为部分年轻的早期子宫内膜癌患者提供了生育的机会，但同时也存在着一定的风险，因此需要在专业医生的指导下，充分知情了解风险后谨慎选择。

（1）肿瘤复发的风险：

• 子宫内膜癌保留生育功能的治疗不是标准的治疗方法，相比子宫切除的治疗其复发率较高，据统计大约在30%~40%之间。

• 如果治疗后肿瘤没有完全缓解，或者缓解后又复发，可能需要尽快进行子宫切除术。

（2）卵巢转移的风险：

• 子宫内膜癌患者可能同时存在卵巢转移或合并卵巢癌。

• 即使治疗前的影像学检查未发现卵巢有异常，仍有少数患者在后续治疗中出现卵巢转移。

（3）治疗周期长：

• 治疗通常需要6~12个月，其间需要定期进行子宫内膜活检来监测病情。

• 如果治疗无效或部分缓解，可能需要继续治疗或调整治疗方案。

（4）生育成功率有限：

• 治疗后即使肿瘤达到完全缓解，自然怀孕的成功率也有较大的个体差异。

• 治愈后采用辅助生殖技术（如试管婴儿）可以提高生育的成功率。

九、子宫内膜癌的预后

41. 子宫内膜癌能治愈吗？

大多数子宫内膜癌患者在早期都会出现不规则的阴道出血，量或多或少，这一特点使得患者能及时就医，大约70%的患者在确诊时肿瘤尚未扩散至子宫以外，处于疾病的早期阶段。在这个阶段，子宫内膜癌的治疗效果比较好，多数患者可能治愈，5年生存率可以高达90%，这意味着患者的预期寿命与普通人群相似。

然而，如果癌症发展到晚期或治疗后出现复发，治疗效果就会相应变差。但子宫内膜癌发展相对缓慢，即使到了晚期，仍然有一部分患者有治愈或长期生存的机会。

42. 子宫内膜癌要治疗多长时间？

确诊子宫内膜癌后的治疗时间因人而异，主要取决于疾病分期、治疗方式和患者的身体状况等。

子宫内膜癌的治疗通常以手术为主，无论是开腹手术还是腔镜手术，一般在手术后大约1~2周可以恢复正常生活。如果

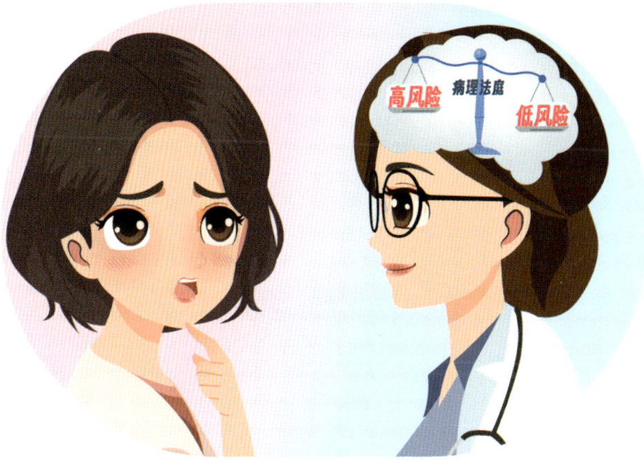

图 4-16　高风险 *vs.* 低风险

术后没有辅助治疗的指征，治疗也就到此结束了。

如果术后需要辅助放疗，一般在术后3~4周开始，大约需要5~6周的时间完成放疗。如果术后需要辅助化疗，通常在术后1~2周开始，一般需要4~6个疗程，每3~4周一个疗程。如果放疗和化疗都要做，大约需要4~6个月的时间完成所有治疗。

此外，晚期患者完成主要治疗后，医生还要根据具体情况，可能给予免疫检查点抑制剂和PARP抑制剂维持治疗更长的时间。

43.　子宫内膜癌治愈后会复发吗？

子宫内膜癌治愈后也有复发的可能，但通过定期随访能及时发现复发，并及时采取治疗措施，能有效改善预后。

（1）初次治疗时的疾病分期不同，复发的概率也不同：

- 早期患者：复发率约为15%~20%，大多数复发发生在治疗结束后的3年内。

- 晚期患者：复发率较高，约为30%以上。

（2）复发与病理类型有关：低分化子宫内膜样腺癌、特殊病理类型的子宫内膜癌，如浆液性癌、透明细胞癌和癌肉瘤等复发风险较高。

（3）其他与复发有关的因素：肿瘤较大、深肌层浸润、病理见广泛脉管癌栓，以及分子分型为*p53*突变型等，都是复发的危险因素。

44. 子宫内膜癌复发时有哪些表现？

子宫内膜癌复发时多数患者并没有症状，随着肿瘤的进展，根据复发部位和病变程度的不同，患者的表现也会有所差异。

（1）盆腔复发：

- 阴道出血、排液：阴道残端复发或盆腔复发肿瘤侵犯阴道，可能会引起阴道血性分泌物甚至大量阴道流血，或出现阴道排液。伴有感染时会有明显的异味。

- 下腹部疼痛：随着盆腔复发肿瘤的增大，患者可能会出现下腹部或盆腔疼痛。

- 排便困难：如果复发肿瘤压迫甚至侵犯肠道，就导致便秘或排便困难，甚至血便。

- 排尿困难：如果复发肿瘤靠近膀胱，可能会压迫或侵犯膀胱，出现尿频、尿急、排尿疼痛或排尿困难等症状。

（2）腹腔复发：

- 腹胀、腹痛：复发的肿块在腹部生长，可能会感到腹部胀气、疼痛，甚至出现腹水。

• 消化不良：复发的肿瘤可能在腹部生长，占据空间并压迫周围的器官，可能会出现恶心、呕吐、食欲缺乏等。

（3）肺转移：

• 咳嗽、气短：肿瘤细胞通过血液转移到肺部，形成新的肿瘤，可能会出现持续的咳嗽，甚至咳血，呼吸时感觉气不够用。

• 胸痛：肿瘤侵犯胸膜时可能会感到胸部疼痛，甚至出现呼吸困难等。

子宫内膜癌复发的表现因复发部位不同而有很大差异，如转移到脑部还可能出现头痛、头晕、呕吐、视物模糊；转移到骨头可能会出现骨痛甚至骨折等。治疗完成后要遵医嘱定期复查，如果出现上述任何症状，一定要及时就医，及早进行检查。

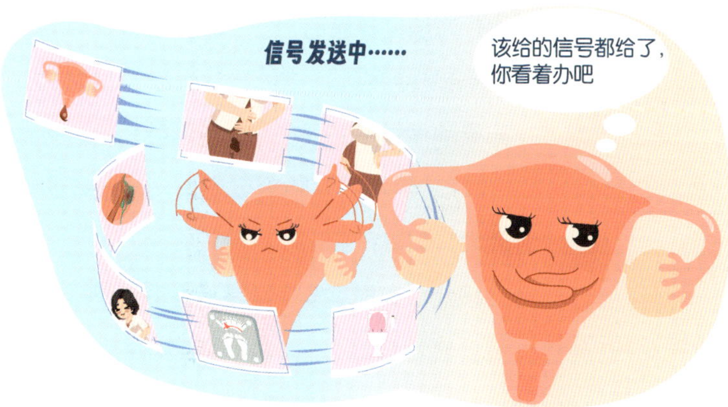

图 4-17　子宫内膜癌复发的信号

十、子宫内膜癌复发后的治疗

45. 子宫内膜癌复发以后还能治好吗?

子宫内膜癌复发后，再次治愈的难度较大，5年总生存率相对较低，但在某些情况下仍然有可能治愈，例如分子分型为MSI-H/dMMR；或者复发病灶比较小，比较局限时。随着精准医学的发展，我们有了更多的治疗手段，包括免疫治疗和分子靶向治疗等，许多患者仍有可能获得良好的治疗效果和生活质量。

46. 子宫内膜癌复发后还有什么治疗方法?

子宫内膜癌复发后的治疗需要根据复发的部位、肿瘤病理类型、既往治疗史以及患者的整体健康状况来制定个体化的治疗方案。复发后的治疗方法主要包括：

（1）手术治疗

• 局部复发：如果肿瘤复发局限在盆腔或腹腔，且这些部位之前没有接受过放疗，手术切除肿瘤可能是一个很好的选择。手术后可能还需要辅助放疗或化疗。

• 孤立的远处转移灶：如果复发病灶是孤立的转移灶（如少于5个的肺转移或肝转移病灶），手术切除或消融治疗可能有效。

• 盆腔脏器廓清手术：复发肿瘤局限于盆腔，且之前已经接受过盆腔放疗的患者，盆腔脏器切除术（复发肿瘤病灶联合膀胱、直肠等切除）可能是最后的治愈机会，但手术风险较大，并发症发生率较高。

（2）放疗：对于局限在阴道或盆腔的复发病灶，既往没有接受过放疗，放疗可能有效。对骨转移引起的疼痛，局部姑息放疗止痛也是一种治疗选择。

如果之前已经接受过放疗，再次放疗的效果很有限，且不良反应显著增加。

（3）化疗：如果肿瘤复发已经扩散到远处器官（如肺、肝、脑或骨骼等），化疗是主要的治疗方法。

（4）免疫治疗和靶向治疗：如前所述，复发患者使用免疫检查点抑制剂和靶向药物的治疗，应基于分子检测结果。

（5）寻求参加临床试验：正在进行的临床试验所用的药物或治疗方法，虽然疗效和毒性都有一定的未知数，但也因此带

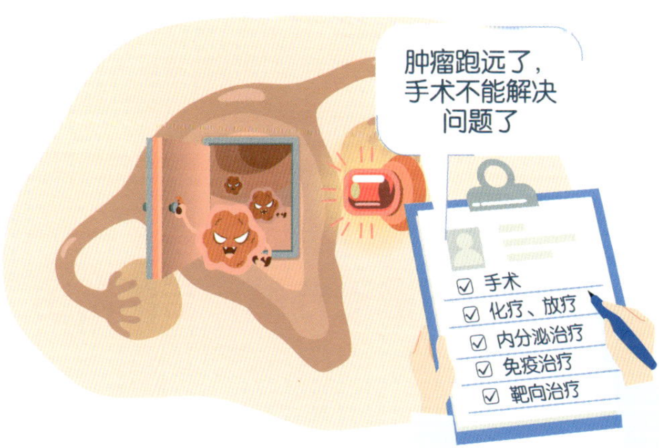

图 4-18　复发后的治疗手段

来新的希望。能在正规医院入组参加由伦理委员会批准的临床试验，通常也是复发后的一种很好的治疗选择。

复发后的治疗通常需要手术、放疗、化疗、免疫治疗和靶向治疗等多种手段的综合应用。因此，需要多学科团队的会诊和合作，为患者制定最适合的个体化治疗方案。

47. 子宫内膜癌复发后的治疗效果如何？

复发性子宫内膜癌的治疗面临着多重挑战。不同复发类型的患者生存率有显著差异。例如，局部复发患者的5年生存率约为55%，而广泛转移患者的生存率则降至17%。

近年，随着医学的发展，新的免疫治疗和靶向治疗药物层出不穷，为复发性子宫内膜癌患者带来了新的希望。患者应积极学习医学科普知识，才能与医生很好地沟通，参与治疗决策。

此外，保持良好的心理状态和健康的生活方式，对于提高治疗效果和改善生活质量同样重要。

总之，治疗复发性子宫内膜癌需要综合考虑多种因素，医患合作对于提升治疗效果极为关键。

十一、子宫内膜癌治疗结束后的随访

48. 治疗结束后复查的时间间隔是多久？

（1）治疗后前2年：每3~6个月复查一次。

（2）治疗后2~5年：每6~12个月复查一次。

（3）治疗后5年以上：每年复查一次。

（4）高危患者：如果患者属于高危人群（如晚期、低分化、特殊病理类型或高危分子分型），复查频率可以更高一些，需听取医生的具体建议。

（5）如果出现前述可疑复发转移的征象，应及时就医，无需等待固定的复查时间。

49. 子宫内膜癌复查时常规要做哪些检查？

（1）妇科体查：包括外阴阴道检查、盆腔检查和直肠指检等。

（2）影像学检查：根据具体情况进行超声（经阴道或腹部）、CT、MRI、PET-CT等检查。

（3）实验室检查：包括肿瘤标志物（如CA125）、血常规、肝肾功能等，可动态监测病情的变化和治疗的副作用。

第五篇

妊娠滋养细胞疾病

05

一、妊娠滋养细胞疾病的定义和分类

1. 什么是妊娠滋养细胞疾病？

妊娠滋养细胞疾病（gestational trophoblastic disease，GTD），顾名思义，它是与妊娠相关的，来源于胎盘滋养细胞异常增殖的一组疾病。通俗地说也就是一组女性怀过孕才会发生的疾病。

2. 妊娠滋养细胞疾病有哪些类型？

妊娠滋养细胞疾病既有良性，也有恶性：

（1）良性葡萄胎：包括完全性葡萄胎和部分性葡萄胎。

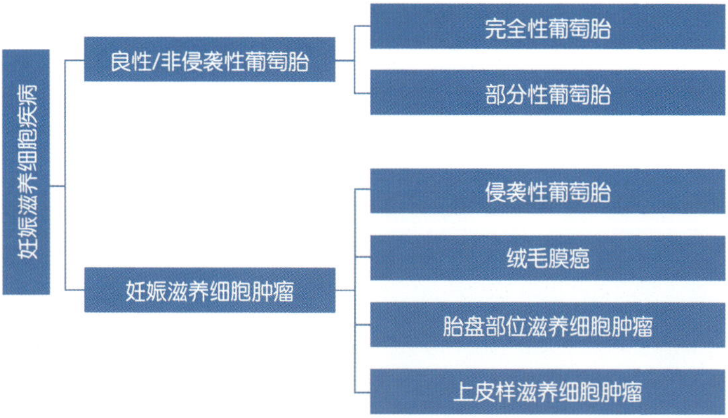

图 5-1　妊娠滋养细胞疾病的分类

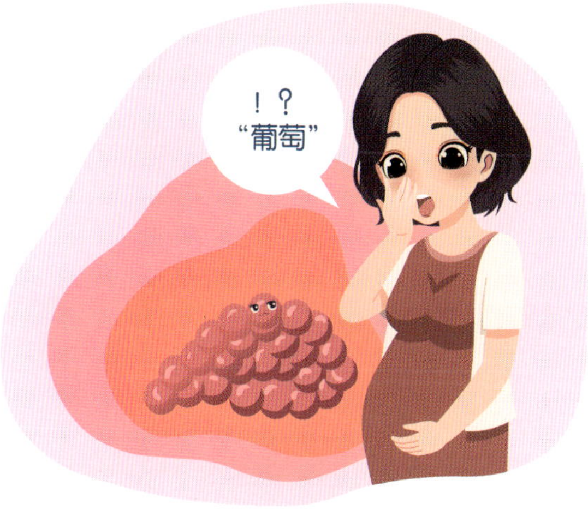

图 5-2 葡萄胎

（2）妊娠滋养细胞肿瘤：包括侵袭性葡萄胎、绒毛膜癌（简称绒癌）、胎盘部位滋养细胞肿瘤、上皮样滋养细胞肿瘤。

3. 妊娠滋养细胞疾病中哪些是恶性肿瘤？

恶性妊娠滋养细胞疾病，也叫做妊娠滋养细胞肿瘤，包括侵袭性葡萄胎、绒毛膜癌、胎盘部位滋养细胞肿瘤、上皮样滋养细胞肿瘤。

4. 妊娠滋养细胞疾病常见吗？

妊娠滋养细胞疾病属于少见疾病，因此广大女性同胞们不用过度紧张。据流行病学调查结果显示，葡萄胎在亚洲某些地区发病率为2/1 000次妊娠，而在中国的发病率约为0.81/1 000次妊娠，绒毛膜癌（绒癌）发病率低于葡萄胎。由于准确的发生率难以估算，其发病率约为（1~9）/40 000次妊娠。至于胎盘部位滋养细胞肿瘤和上皮样滋养细胞肿瘤其发病比绒癌更为罕见，其发生率仅占所有妊娠滋养细胞肿瘤的2%~3%。

二、认识葡萄胎

5. 为什么会发生葡萄胎？

葡萄胎是以胎盘绒毛水肿增大伴滋养细胞增生为特征的异常妊娠，因此它只发生于妊娠后。虽然目前关于葡萄胎发病原因的假说有很多，其中细胞遗传异常可能为葡萄胎发生的主要原因。正常妊娠中的胚胎染色体核型为二倍体（46，XX或46，XY），其中有一半来自母方（23，X），另一半来自父方（23，X或23，Y），而完全性葡萄胎的染色体核型为二倍体，均来自父系，其中90%为46，XX，是由一个母系遗传物质缺失或失活的空卵与一个单倍体精子（23，X）结合，然后经过自我复制成为二倍体（46，XX）；另外10%则是由一个空卵与两个单倍体精子（23，X和23，Y）同时受精而成。

部分性葡萄胎的染色体核型90%以上为三倍体，最常见的核型为69，XXY，其余为69，XXX或69，XYY，这种情况是由一个正常的卵子与两个单倍体精子受精，或与一个减数分裂缺陷的双倍体精子受精形成的。

也就是说，无论完全性葡萄胎，还是部分性葡萄胎，多余

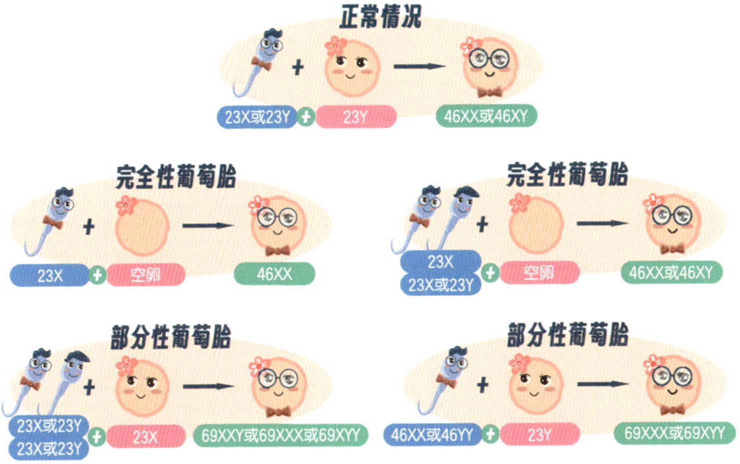

图 5-3　葡萄胎的成因

的父源基因是导致滋养细胞异常增生的原因。

虽然患者葡萄胎胚胎发育时染色体发生了异常，但其父母体细胞的染色体大多是正常的。

6. 哪些女性更容易罹患葡萄胎呢？

（1）营养状况：饮食中缺乏维生素A及其前体胡萝卜素和动物脂肪的女性，发生葡萄胎的概率显著升高。

（2）年龄：呈现出两头高中间低的特点，妊娠年龄小于20岁或高于40岁的女性，发生葡萄胎的概率明显升高，其中40岁女性葡萄胎的发生率是年轻女性的7.5倍，而当女性年龄超过50岁妊娠时约1/3可能发生葡萄胎，因此适龄生育显得尤为重要。

（3）曾患葡萄胎：既往发生1次或者2次葡萄胎的女性，

再次发生葡萄胎的概率分别为1%和15%~20%。

7. 葡萄胎的症状有哪些?

（1）异常子宫出血：当发生葡萄胎时，最常见的临床表现为异常子宫出血，约60%的患者会出现阴道出血。多发生在妊娠8~12周，开始为少量出血，逐渐增多，可反复出现。

（2）妊娠剧吐：由于发生葡萄胎滋养细胞增生，血清β-绒毛膜促性腺激素（β-HCG）会异常增高，因此发病的女性常伴有剧烈早孕反应，恶心、呕吐，并且出现的时间一般较正常妊娠早且严重，持续时间长。

（3）妊娠期高血压：在完全性葡萄胎中，其发生率为12%~27%，且大部分出现在高β-HCG水平以及子宫异常增大的患者，子痫罕见。随着葡萄胎诊断的提前，目前的发生率已明显降低。葡萄胎一经排出或清宫手术后，妊娠期高血压的症状随即迅速消失。

（4）甲状腺功能亢进：约7%的患者出现轻度的甲状腺功能亢进症状，如心动过速、皮肤潮湿和震颤，但突眼征罕见。当葡萄胎排出后，所有的症状及实验室检查均迅速恢复正常。

（5）广泛肺栓塞和急性心力衰竭：这是葡萄胎中最危险的两种并发症，可迅速导致死亡。这种情况常发生在葡萄胎尚未排出，子宫受外界压力（如妇科检查、手术切除子宫等，但更多是用催产素引产时）将葡萄胎组织挤入子宫壁血窦内，随后随血液循环进入肺动脉，堵塞血管，如果侵入量不大，患者可

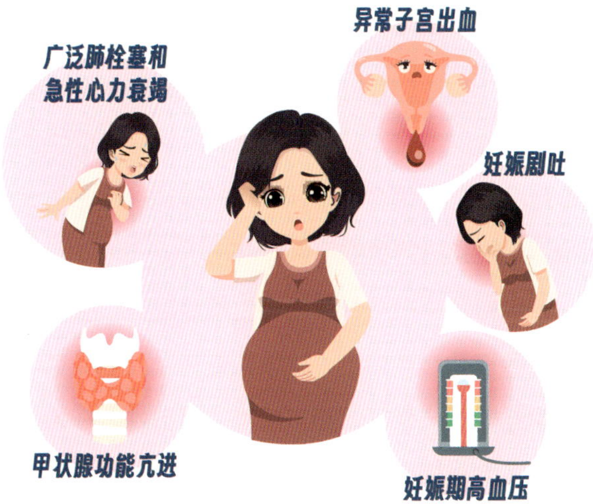

图 5-4　葡萄胎的症状

无明显不适或仅有胸部隐痛，若较多栓塞物在肺动脉内聚集，会刺激周围血管痉挛收缩，可造成肺循环受阻，出现急性右心衰竭，严重时可致患者死亡。

8. 如何诊断葡萄胎？

葡萄胎的诊断包括临床诊断和组织学诊断，其中临床诊断主要根据患者的临床表现、妇科查体及辅助检查。临床表现中60%患者会出现阴道出血，其他包括妊娠剧吐、甲亢、腹胀等。妇科检查常见子宫异常增大（大于正常孕周）、质软。辅助检查包括实验室检查及影像学检查。

（1）血清β-HCG水平测定。在葡萄胎，由于增生的滋养细胞比正常滋养细胞产生更多的HCG，且在停经70~80天后仍在持续上升，因此葡萄胎患者血清β-HCG值常远高于正常妊娠，而且维持更久。但在部分性葡萄胎，由于绒毛组织退行性改变，HCG升高则不明显，故HCG作为葡萄胎特异性标志物的诊断价值有限。

另外一个重要的化验检查就是甲状腺功能检查，尤其是那些有甲状腺功能亢进症状的患者。

（2）辅助检查中的影像学检查主要是超声检查，这里推荐经阴道彩色多普勒超声检查，这项检查有助于区分葡萄胎、多胎妊娠或胎儿畸形。孕早期超声检查的特征性表现如下：完全性葡萄胎子宫大于相应孕周，缺乏可识别的孕囊及胚胎，宫腔内充满无回声囊泡，呈“落雪状”或“蜂窝状”；部分性葡萄胎则表现为胎盘增大，超声回声杂乱呈混合回声，部分正常胎盘组织与异常囊泡共存，可见胎儿或胚胎结构。当超声检查无法确诊时，可以行MRI及CT等影像学检查。

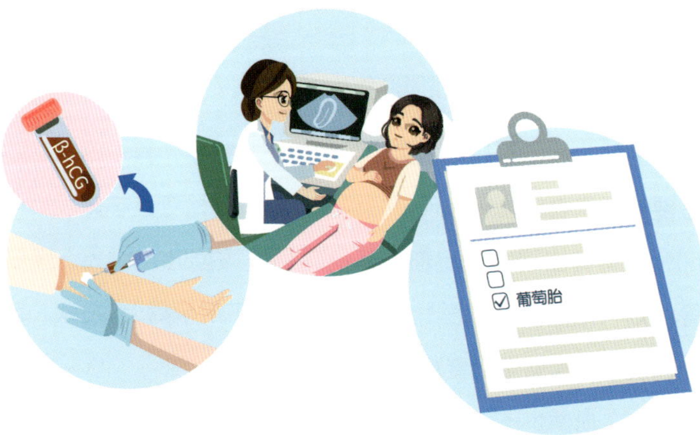

图 5-5　葡萄胎的诊断

（3）病理诊断是葡萄胎最重要和最终的诊断依据，葡萄胎每次清宫的刮出物必须送病理检查，以区分完全性葡萄胎和部分性葡萄胎，当两者难以区分时，还可以做免疫组织化学检测P57Kip2和短串联重复序列（STR）检查。

9. 葡萄胎需要和哪些疾病鉴别？

葡萄胎是妊娠相关的疾病，在孕早期应与以下情况相鉴别：

（1）流产：葡萄胎常被误认为先兆流产或者稽留流产，因为流产也会有停经和阴道出血。

（2）双胎：双胎妊娠时，子宫往往也大于正常孕周，同时妊娠反应也可较重，但一般无阴道出血。

（3）羊水过多：羊水过多可造成子宫大于正常孕周，但通常无阴道出血，血清HCG不高。

（4）子宫肌瘤合并妊娠：子宫通常呈不对称性增大，盆腔检查可发现肌瘤样的突起，血清HCG不高。

以上情况都可以通过超声检查帮助鉴别。

10. 葡萄胎一定要做清宫术吗？

葡萄胎一旦确诊应尽快行清宫手术，清宫手术建议在B超引导下完成，不推荐用药物流产。2019年的一项研究显示，对于40岁以上、没有生育要求的葡萄胎患者，也可以直接行子宫切除术来代替清宫手术，但是手术难度明显增加，而且子宫切除手术并不能降低葡萄胎发生远处转移的概率。因此，目前并不推荐将子宫切除作为葡萄胎清宫手术的替代方案。

11. 葡萄胎可以治愈吗?

如果怀孕后发现是葡萄胎也不要惊慌，因为对于大多数葡萄胎患者而言，只要手术清宫就可以达到治愈的目的。

12. 葡萄胎会恶变吗?

虽然绝大多数的葡萄胎都是良性的病变，但还是有一部分葡萄胎会有恶性变的风险。对于完全性葡萄胎，其恶变发生率为15%~20%，部分性葡萄胎的恶变率为0.5%~5.0%。但是当存在一些高危因素的情况时，其恶变率会明显上升。高危因素包括：①血清HCG>10万U/L；②子宫体积明显大于停经相应的月份；③妇科超声检查提示盆腔合并黄素化囊肿（尤其当囊

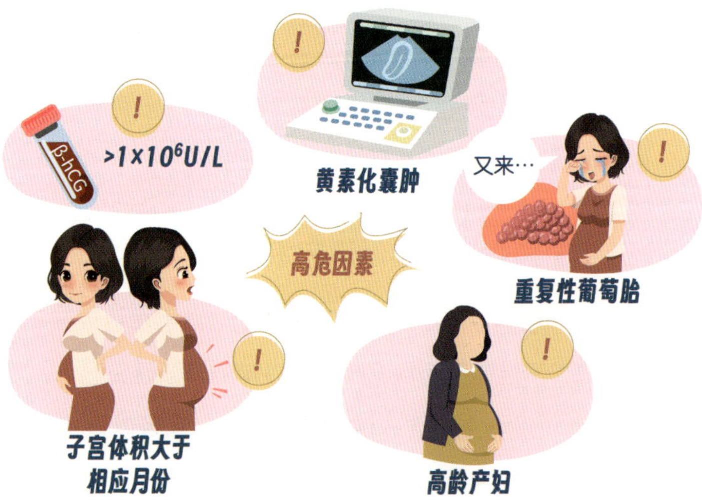

图 5-6　葡萄胎恶变的危险因素

肿直径>6cm时），恶变率可上升至40%~50%；④发病年龄超过40岁，恶变率可达37%，年龄超过50岁，恶变率高达56%；⑤重复性葡萄胎，恶变概率会增加3~4倍。

三、认识妊娠滋养细胞肿瘤

13. 侵袭性葡萄胎与葡萄胎有什么关系？

侵袭性葡萄胎又称为“恶性葡萄胎”。它和良性葡萄胎的不同之处在于：良性的葡萄胎病变仅局限于子宫腔内，而侵袭性葡萄胎具有恶性肿瘤行为，会进入子宫肌层或邻近的器官，比如阴道、外阴或者盆腔，甚至远处转移，如转移到肺、肝、脑部。理论上侵袭性葡萄胎都是继发于良性葡萄胎之后的。

14. 绒毛膜癌和葡萄胎有什么关系？

目前的研究显示，继发于葡萄胎发生恶性变后可能是侵袭性葡萄胎，也可能是绒毛膜癌。与侵袭性葡萄胎不同，绒毛膜癌仅50%发生于葡萄胎之后，还可发生于流产后或足月妊娠后。如果恶性病变发生在葡萄胎排出后6个月内，约95.5%的病例为侵袭性葡萄胎。而当恶性病变发生在葡萄胎排空1年后，则有92.9%的病例为绒毛膜癌。绒毛膜癌的恶性程度比侵袭性葡萄胎更高。

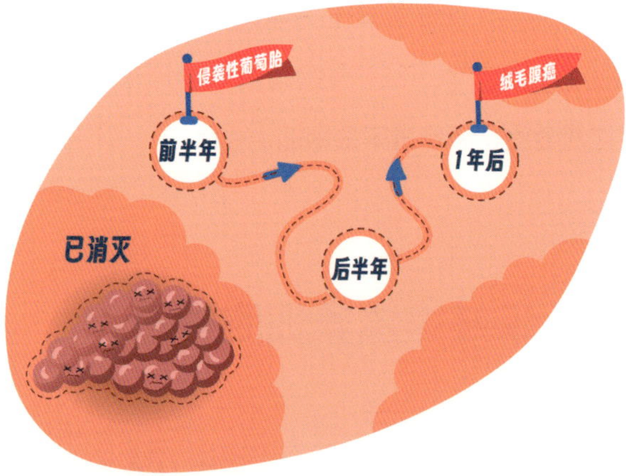

图 5-7　侵袭性葡萄胎和绒毛膜癌

15. 如何诊断葡萄胎后妊娠滋养细胞肿瘤？

葡萄胎清宫术后，如果有以下情况之一即可诊断葡萄胎后妊娠滋养细胞肿瘤：

（1）血清β-HCG水平至少3周连续4次测定呈平台（±10%）;

（2）血清β-HCG至少2周连续3次测定上升（≥10%）;

（3）组织病理学诊断为侵袭性葡萄胎或绒癌；

（4）影像学检查发现转移病灶。

当然，血清β-HCG水平升高首先要除外妊娠物残留和再次妊娠。

16. 绒毛膜癌与前期妊娠的关系是什么？

绒毛膜癌通常继发于前期妊娠之后，前期妊娠可以是葡萄胎，也可以是足月分娩（包括早产）、流产和异位妊娠，说明绒毛膜癌可继发于正常或者不正常的妊娠之后，但是目前对于不同前次妊娠后发生绒毛膜癌的概率，相关的研究报道差异很大。另外前次妊娠后至发病的间隔并不一定，目前的研究报道有所谓“直接绒癌”即开始妊娠就是绒癌，中间无间隔，也有报道间隔长达17年之久者。

17. 妊娠滋养细胞肿瘤发生与饮食和生活习惯有关吗?

滋养细胞肿瘤患者的地理分布多见于亚洲等食米国家，有学者认为该病的发生可能与居民的饮食习惯中某些氨基酸及维生素的缺失，以及烹饪过程蔬菜中叶酸的破坏有关。

18. 妊娠滋养细胞肿瘤的早期典型症状有哪些?

妊娠滋养细胞肿瘤早期病灶局限在子宫，可能的症状包括:

（1）阴道流血：患者在葡萄胎排空、流产或足月分娩后，增大的子宫恢复速度慢，出现持续的阴道流血，流血频率和多少可能不规律，也有的患者是出现正常月经后停经，然后再出现阴道流血。

（2）腹痛：一般不会有腹痛。如果肿瘤穿破子宫，患者可能会出现突发的剧烈腹痛。如果子宫内出现坏死感染，也可能出现腹痛并伴有脓性白带。并且，由于体内激素变化，患者可能出现卵巢的囊肿，当囊肿出现扭转或破裂时，患者也可能突然发生剧烈腹痛。

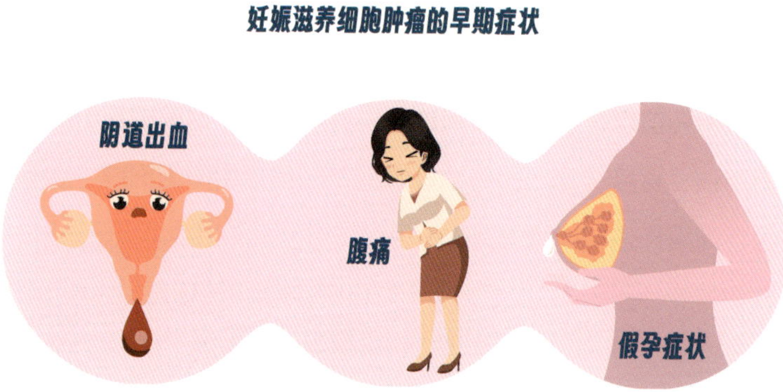

图 5-8　妊娠滋养细胞肿瘤的早期症状

（3）假孕症状：由于肿瘤引起患者体内激素改变，在HCG、雌激素及孕激素的作用下，患者会出现假孕症状，表现为乳房增大，乳头和乳晕颜色变深，甚至可能分泌乳汁，外阴、阴道及宫颈颜色也可能变深。

所以，当做了葡萄胎清宫后、足月分娩后、剖宫产、异位妊娠、流产后，如果出现异常的阴道流血或血清β-HCG不明原因的升高，应及时就诊。

19. 转移的妊娠滋养细胞肿瘤有哪些症状呢？

妊娠滋养细胞肿瘤最主要的转移方式是血道转移，尤其是继发于非葡萄胎妊娠后的绒癌，可经血液转移至子宫外的器官从而引起相应的症状，主要是局部出血。其中转移部位以肺最常见，其次是阴道、盆腔、肝、脑等。

（1）肺转移：当病灶较小时患者可能没有症状，也可能出现胸痛、咳嗽，咳出带血丝的痰液，呼吸困难。这些症状常呈急性发作，但也可呈慢性持续状态。少数患者可能会由于肿瘤在肺部形成肺动脉滋养细胞瘤栓，从而出现急性肺梗死，表现为突然极度呼吸困难、心率加快，甚至晕厥，这时需及时急救处理。

（2）阴道转移：患者的阴道壁和穹窿可能出现紫蓝色结节，若结节破溃，可能会出现不规则的阴道流血，甚至大出血。

（3）肝转移：患者会感到右上腹或肝区疼痛，可能伴有黄疸，表现为眼睛巩膜、皮肤、黏膜颜色变黄。如果肿瘤侵破了肝脏，可能会出现腹腔出血，危及生命。

（4）脑转移：初期患者可能会突然晕厥摔倒、失明、视物模糊等，但这些症状是暂时的。随着病情进展脑移转瘤形成，会出现头痛、喷射性呕吐、一侧肢体偏瘫、抽搐、昏迷，为该病主要的致死原因。

需要注意的是，患者可以同时出现原发灶及转移灶引起的症状，但也有不少患者仅表现为转移灶相关症状，此时需引起注意，及时就诊，否则会耽误病情。

20. 怀疑妊娠滋养细胞肿瘤时，需要做哪些检查？

（1）血清β-HCG检查：血清β-HCG水平异常升高是妊娠滋养细胞肿瘤的主要诊断依据，有时需要动态连续检测多次。

（2）体格检查：除全面查体外，医生要做妇科检查，特别要注意阴道壁是否有紫蓝色结节。

（3）影像学检查：子宫超声检查、胸部X线片、CT和磁共振检查等。

21. 什么是人绒毛膜促性腺激素（HCG）？在妊娠滋养细胞肿瘤的诊断中有什么作用？

人绒毛膜促性腺激素（human chorionic gonadotropin，HCG）是一种在怀孕期间由胎盘细胞产生的激素，它在受精卵着床后开始产生，并在怀孕过程中逐渐增加。在正常妊娠情况下，HCG可维持子宫内膜稳定，促使妊娠继续发展，调节胎儿生长发育，以及抑制母体免疫系统对胎儿攻击等作用。

HCG由α和β两个亚基组成，其中β亚基是特异的。因此，测定血清β-HCG更具有特异性。

血清β-HCG会异常升高是诊断妊娠滋养细胞肿瘤的主要依据。同时血清β-HCG水平在肿瘤治疗过程中可以用来评估疗效，在治疗完成后的随访过程中监测复发也有重要作用。

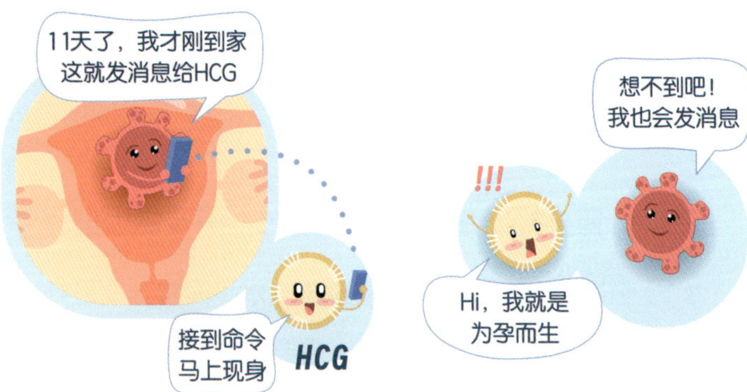

图 5-9　人绒毛膜促性腺激素（HCG）

22. 妊娠滋养细胞肿瘤的症状和哪些疾病类似？如何区分？

（1）妊娠滋养细胞肿瘤包括侵袭性葡萄胎、绒毛膜癌和胎盘部位滋养细胞肿瘤，这三者如何区分呢？

首先，侵袭性葡萄胎只能发生于葡萄胎之后，而绒毛膜癌和胎盘部位滋养细胞肿瘤可发生于各种妊娠之后。其次，绒毛膜癌容易发生肝、脑等远处转移，但侵袭性葡萄胎和胎盘部位滋养细胞肿瘤较少见远处转移。当然，如果有肿瘤标本，病理检查是最准确的鉴别方法。

（2）异位妊娠、先兆流产：也可能会引起异常阴道出血，但两者的HCG水平较低，B超检查可帮助鉴别。

（3）胎盘部位反应、胎盘残留：也可能会引起异常阴道出血，但这两种情况很少引起HCG升高。

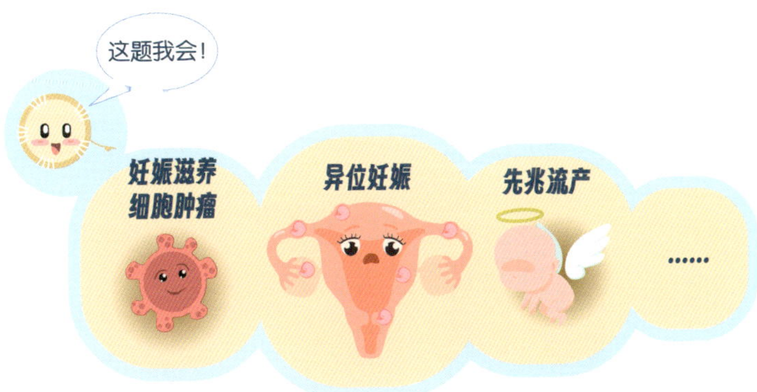

图 5-10　妊娠滋养细胞肿瘤的鉴别诊断

23. 如何确诊妊娠滋养细胞肿瘤？一定要有病理吗？

根据既往妊娠情况，葡萄胎排空后或流产、足月分娩、异位妊娠后出现阴道流血的表现，以及转移灶引起的相关症状和体征，医生基本可以做出妊娠滋养细胞肿瘤的诊断。病理检查不是必需的，但可以进一步帮助诊断及鉴别是侵袭性葡萄胎还是绒癌。

然而，胎盘部位滋养细胞肿瘤和上皮样滋养细胞肿瘤是需要病理才能确诊的。

24. 妊娠滋养细胞肿瘤是如何分期的？

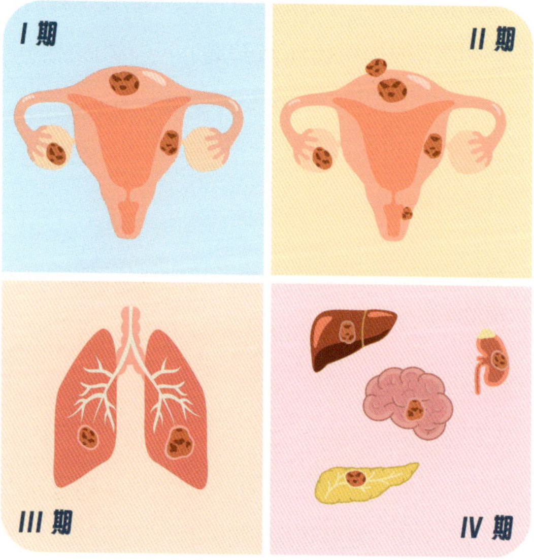

图 5-11 妊娠滋养细胞肿瘤的分期

妊娠滋养细胞肿瘤分为四期：一期是指肿瘤局限于子宫；二期是指肿瘤转移至其他生殖器官（卵巢、输卵管、阴道等）；三期是指肿瘤转移至肺（在其他恶性肿瘤，肺转移通常都属于四期，这是滋养细胞肿瘤分期很特别的一点）；四期则是其他部位的远处转移。

25. 什么是妊娠滋养细胞肿瘤的危险预后因素评分？

由于妊娠滋养细胞肿瘤的生物学行为较特殊，分期还不足以预测预后及指导治疗。为了更好地进行个体化治疗，国际上制定了危险因素评分，也就是预后评分系统，将年龄、前期妊娠类型、距前期妊娠的时间间隔、治疗前HCG水平、最大肿瘤径线、转移部位、转移病灶数目，既往化疗失败史这几个因素分别进行评分，总分<7分为低危，≥7分为高危。低危和高危患者的预后不同，治疗方案也不一样。

26. 妊娠滋养细胞肿瘤如何治疗？

（1）妊娠滋养细胞肿瘤对化疗高度敏感，是一种可以用化疗治愈的肿瘤。一般不需要手术，胎盘部位滋养细胞肿瘤和上皮样滋养细胞肿瘤除外。

（2）侵袭性葡萄胎和绒毛膜癌的化疗方案没有什么区别。

（3）低危患者的化疗可用单药化疗方案。高危患者则需要联合化疗。

（4）单药化疗方案包括甲氨蝶呤（MTX）、放线菌素-D

（Act-D）等；联合化疗方案最用的是“EMA/CO”方案，该方案包括的药物有：依托泊苷（VP-16）、Act-D、MTX、长春新碱（VCR）、环磷酰胺（CTX）。

27. 化疗的疗程数如何确定？

对于妊娠滋养细胞肿瘤的化疗，并没有固定的疗程数，因人而异，需根据化疗后HCG下降的情况来决定。一般来说，β-HCG正常后要每周测定1次，连续3次都正常后，再巩固化疗2~3个疗程方可停药。

28. 妊娠滋养细胞肿瘤能手术治疗吗？

妊娠滋养细胞肿瘤原则上以化疗为主，但胎盘部位滋养细胞肿瘤和上皮样滋养细胞肿瘤是以手术切除子宫为首选的治疗，年轻患者可保留卵巢。

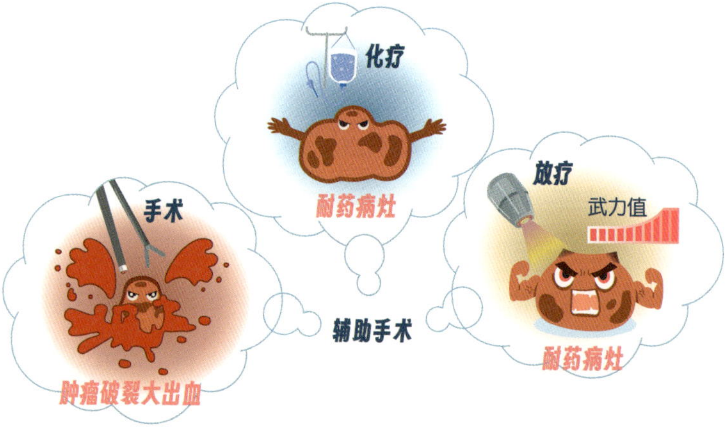

图5-12　妊娠滋养细胞肿瘤手术治疗的指征

对于侵袭性葡萄胎和绒毛膜癌可以通过化疗治愈。手术主要用于切除耐药病灶，包括转移部位的耐药病灶。

四、妊娠滋养细胞肿瘤治疗后的生育问题

29. 妊娠滋养细胞肿瘤治疗后要避孕多久？哪种避孕方式好？

对于妊娠滋养细胞肿瘤治疗后想再次怀孕的女性，建议在随访期间严格避孕1年。避孕方法推荐使用避孕套或口服短效避孕药。需要注意的是口服避孕药容易出现漏服（造成阴道少量出血）、消化道不适等。不推荐放置宫内节育环，因为带环可能造成子宫穿孔或阴道少量出血，从而影响病情判断。

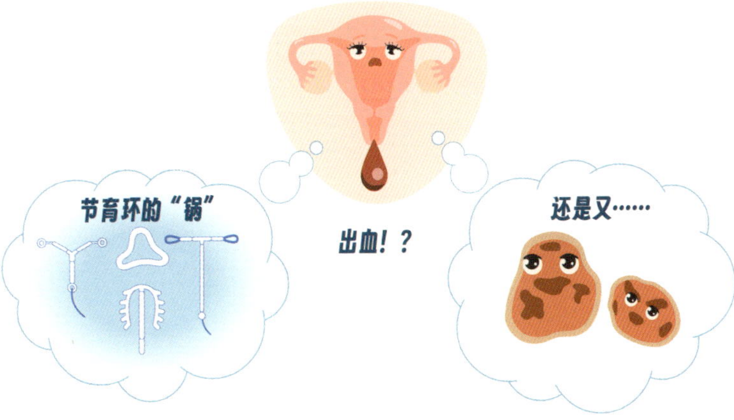

图 5-13　治疗后避孕的意义

30. 患者经过化疗后还能怀孕吗？

患者经过化疗后还可以怀孕。但化疗本身对女性的卵巢和子宫有一定的毒性，不同的化疗药物对卵巢的影响差异较大。最后能否成功怀孕，取决于夫妻双方多方面的因素，生理、心理因素都是影响怀孕的重要因素。

31. 怀孕会导致肿瘤复发吗？

目前的研究显示，妊娠滋养细胞肿瘤化疗结束12个月后再怀孕的女性，其妊娠滋养细胞肿瘤的复发风险并没有增加。

32. 经过化疗会对孩子（胎儿或新生儿）有影响吗？

目前的研究显示，妊娠滋养细胞肿瘤化疗后12个月内再次怀孕者，与普通准妈妈相比，其流产、异位妊娠、再次葡萄胎和死产的风险并没有增加，但是考虑到化疗药物对胎儿的毒性，还是建议严格避孕1年以后再怀孕。

五、妊娠滋养细胞肿瘤的治疗效果

33. 妊娠滋养细胞肿瘤的预后与什么因素相关？

妊娠滋养细胞肿瘤对化疗高度敏感，可以用化疗来治愈。

预后与以下因素相关：

（1）年龄，是否大于40岁，年龄小者预后好。

（2）前次妊娠是葡萄胎、流产还是足月产，前次妊娠是葡萄胎则预后好，是足月产则预后相对较差。

（3）肿瘤发生时距前次妊娠的时间间隔，如果小于4个月则预后好，间隔时间越长则预后越差。

（4）治疗前HCG的水平越低，预后越好。

（5）肿瘤最大径线越小，预后越好。

（6）如果仅转移至肺，预后较好，而转移至腹腔器官，或脑转移，则预后较差。

（7）转移病灶数目越多，预后越差。

（8）既往曾使用化疗失败，则预后较差。如果曾使用两种及以上的化疗药物失败，则预后更差。

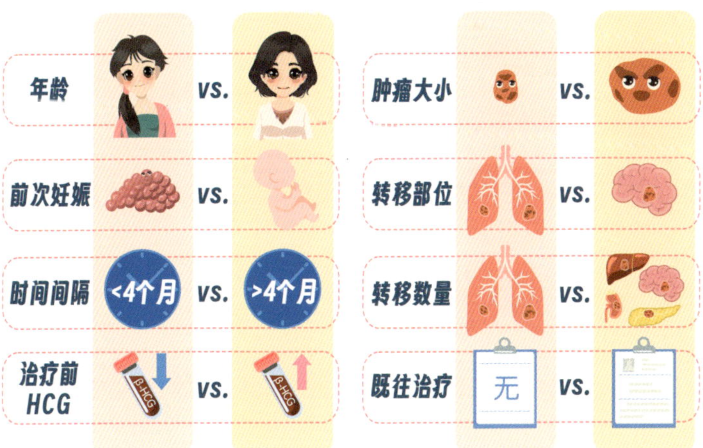

图 5-14　影响妊娠滋养细胞肿瘤疗效的因素

一般来讲，低危妊娠滋养细胞肿瘤患者治愈率可达100%，高危患者也达95%以上。

34. 什么时候可以结束治疗？

对于初治患者，化疗后HCG下降至正常，然后继续巩固化疗2~3个疗程（首选3个疗程），可停止化疗。

35. 妊娠滋养细胞肿瘤会复发吗？

妊娠滋养细胞肿瘤是恶性肿瘤，治愈后还是有可能复发的。所以治疗后需要定期复查。

六、妊娠滋养细胞肿瘤复发时的处理

36. 什么情况提示可能是妊娠滋养细胞肿瘤复发了？

妊娠滋养细胞肿瘤治疗结束后，HCG再次异常升高，排除了再次妊娠，就要考虑肿瘤复发的可能。

37. 复发以后还能治好吗？

经过有效的再次化疗后，复发还是有治愈的希望的。

38. 靶向治疗/免疫治疗处理复发肿瘤是否比化疗更好?

复发后化疗仍是基本的治疗方案，对于高危和耐药患者，医生会酌情考虑使用靶向治疗/免疫治疗，可望提高效果。

七、妊娠滋养细胞肿瘤治疗结束后的随访

39. 妊娠滋养细胞肿瘤定期复查的时间间隔是多少?

妊娠滋养细胞肿瘤在治疗结束后一定要定期复查，这一点很重要。复查的目的主要是为了及时发现复发的蛛丝马迹，并及时进一步检查和处理。随访的间隔为出院后第1年内每月随访1次，第2年内每3个月随访1次，第3年内每6个月随访1次，以后每年随访1次共5年。目前的研究显示，即使是高危的患者，在治疗结束5年后出现复发的病例也很少。

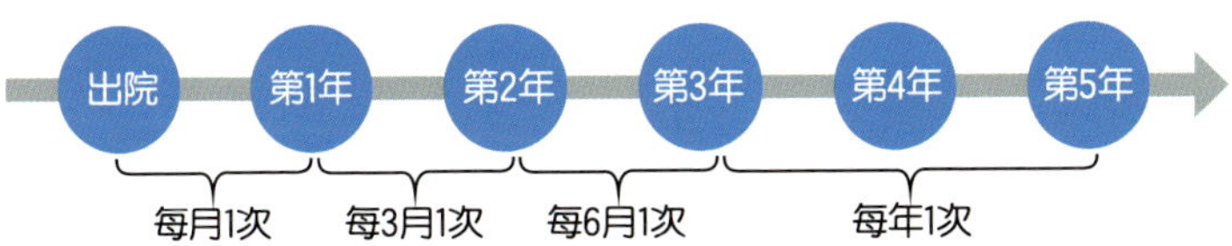

图 5-15　妊娠滋养细胞肿瘤治疗结束后的复查间隔

40. 复查时要做哪些检查？

复查的主要内容是监测血清HCG的水平。在随访的过程中医生会询问月经是否恢复正常，阴道有无异常出血，有无咳嗽、咯血等表现，还需要做超声、胸部X线片或肺CT等影像检查。对于高危的患者，治疗结束时和复查时要考虑做全身影像学检查。

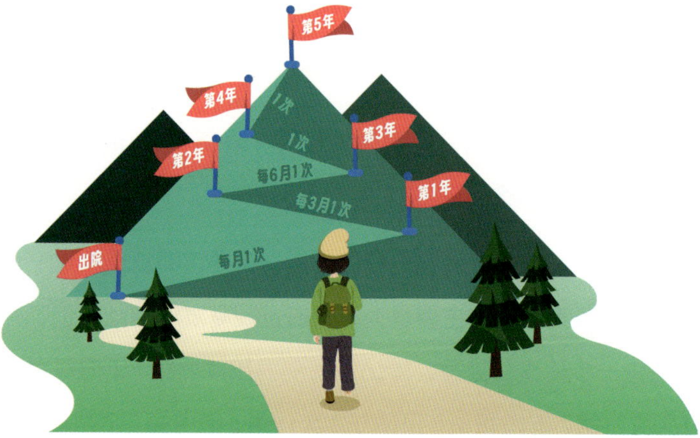

图 5-16　妊娠滋养细胞肿瘤治疗后 HCG 的监测